アロマからのメッセージで
個性や才能が目覚める!

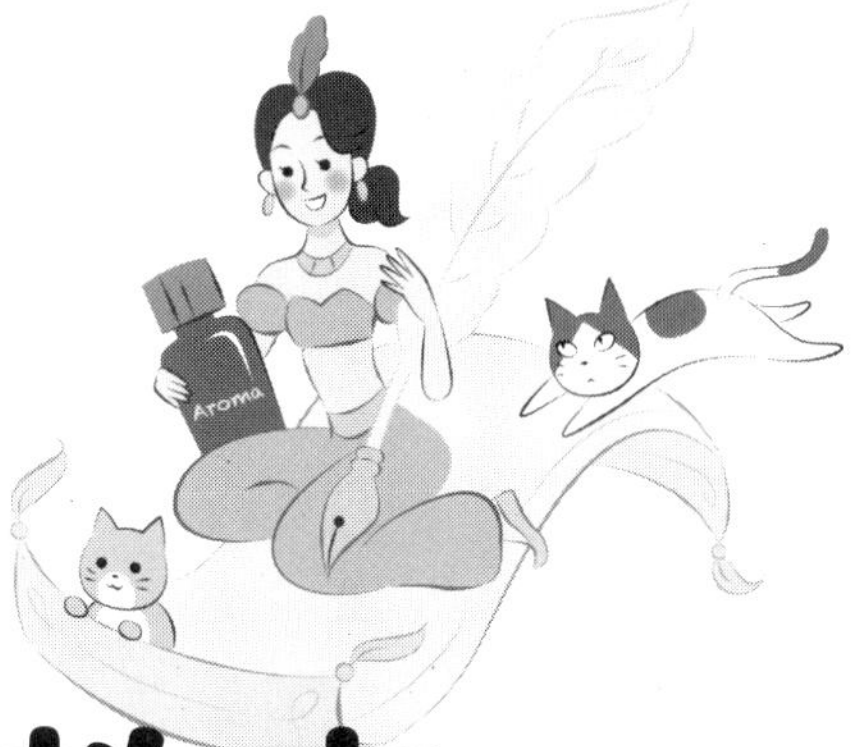

人生を変える!!

奇跡のアロマ教室

Awakening Aromatherapy

✳ ✳ ✳ ✳ ✳ ✳ ✳ ✳ ✳ ✳ ✳ ✳ ✳ ✳

Kei.K Aroma Studio主宰
小林ケイ

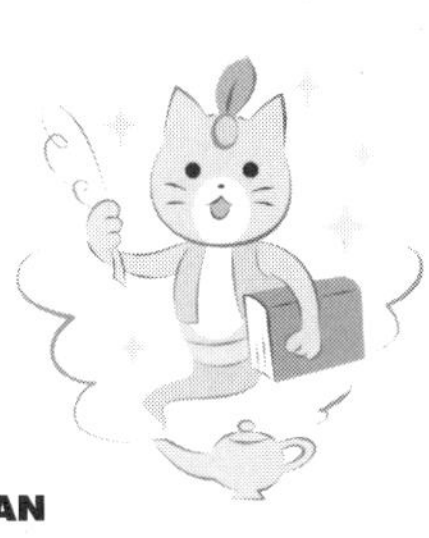

BAB JAPAN

奇跡のアロマ教室へようこそ！

あなたは、どうしてこの本を手にとったのでしょう？
アロマセラピーに興味があったから？
「奇跡」という文字に、ワクワクしたから？
まだ、本当の理由には気づいていないかもしれませんね。
今から始まる香りの旅を、一緒に楽しんでいきましょう！
本当の自分に目覚めるワクワク感を、ぜひ味わってください。
〝Awakening Aromatherapy（目覚めのアロマ）〟で起きる
癒しや変容のプロセスは、歓びと驚きにあふれています。

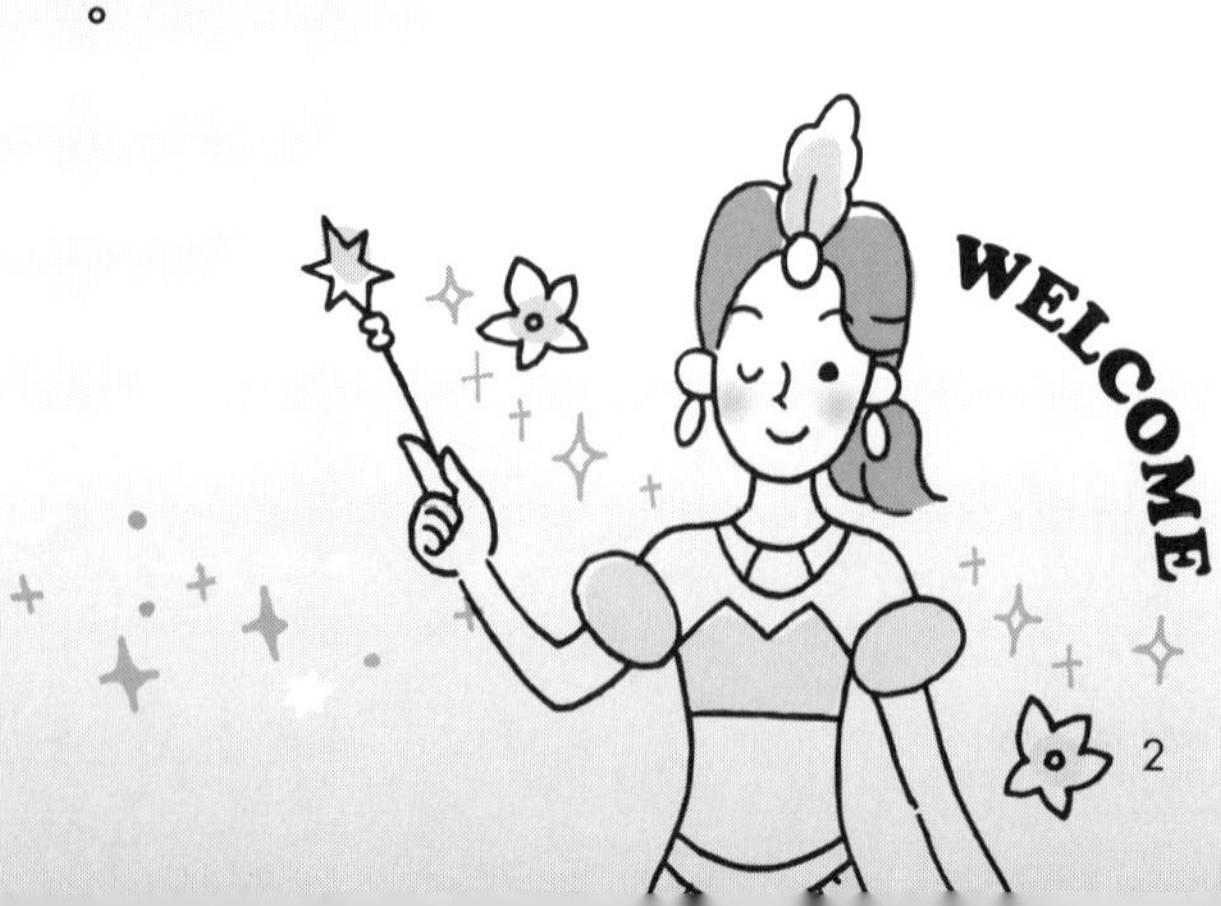

「香りと向き合う」

そんなシンプルなことから気づくことがたくさんあります。

エッセンシャルオイルは、 あなたにとって最高のギフトになります。

それは、 カラダの不調が改善されることかもしれないし、

人生のテーマが見つかることかもしれません。

運命のパートナーと出会うことかもしれません。

幸せでいっぱいに満たされた自分に出会った時、

この本を手にした理由がハッキリ分かるはずです。

エッセンシャルオイルの魔法を信じて、

あなただけの奇跡を起こしましょう！

はじめに

はじめまして。アロマセラピストの小林ケイです。私が提唱する新感覚の自然療法〝Awakening Aromatherapy〟は、エッセンシャルオイルの香りによって、本当の自分に目覚めていくというものです。その詳細をお伝えする前に、まずはアロマセラピーと私の関係について、お話ししたいと思います。

香りの世界に出合うまでの私は、いつも人に合わせたり、人の顔色をうかがったりしていました。物事を決めるときも、「みんなが選ぶ方を」「こちらを選べば世間的にはＯＫかな」と、他人の価値基準で決めていたのです。

でも、香りの世界ではそれが通用しません。

嗅覚は本能と直結しているので、香りの前で人は嘘をつけないのです。苦手な香りを嗅

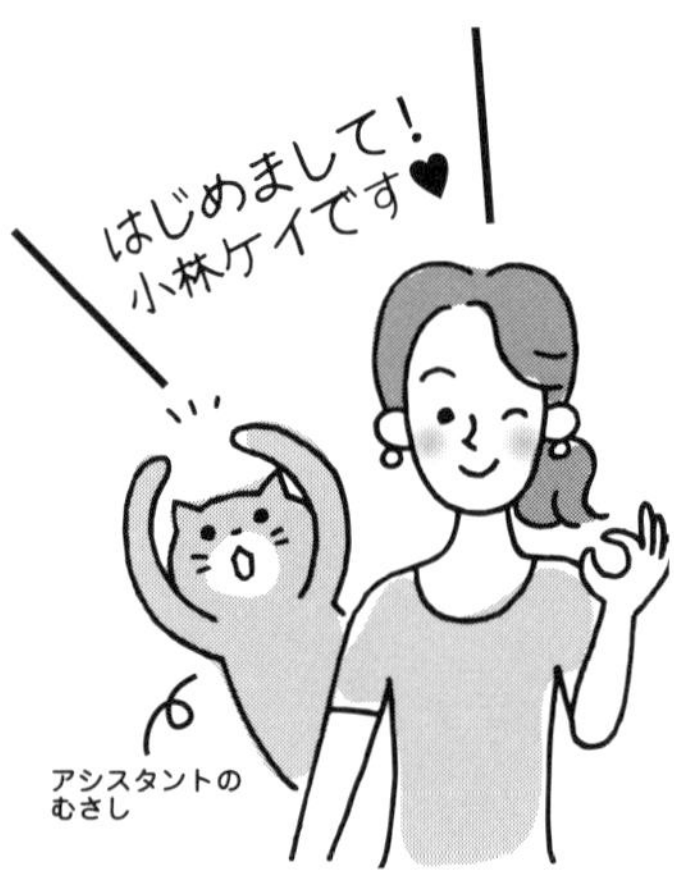
はじめまして！
小林ケイです
アシスタントの
むさし

ぐと、眉間にシワが寄り、どうしても「好き」と言えない。逆に心地よい香りを嗅ぐと、途端に顔がほころびます。

さらに、人それぞれ好きな香りと苦手な香りがまったく違います。それまでは「みんな一緒でなくてはいけない」と、人と合わせることに一生懸命だった私は、香りから「自分に正直になること」「人それぞれに自分独自の価値感を持っていていい」ということを教えてもらいました。

そこではじめて、自分と深く向き合うことができ、本気で〝自分らしい生き方〟をしたいと思いました。自分の本当に好きなこと、楽しいと思うことをして生きたい。香りによって、生き方そのものが大きく変わっていったのです。

〈過去の私にアロマが響いた理由〉

実は20代はじめ、すでに社会人として働いていたのですが、自律神経失調症の発作が出てしまい、自分で歩くこともできず、まともに人と会話することすらできない日々を送っていました。その結果、失声症、うつも加わり、来る日も来る日も布団の中でうずくまって息をしているだけの生活……。

そんな生活をするうちに、危機感が募りました。そして、行き着いた思いは「このままじゃ、だめになる。自分のことを何とかしてあげられるのは、自分しかいない」

布団の中でこれまでの生き方を振り返り、自分の身体をこんな風にしてしまったのは、紛れもない自分自身なのだと痛感したのです。

そして、自身を癒すためにカラーセラピーを学びました。ただ、大きなネックとなったのがコンサルテーション。失声症が治っていなかったので、ボトルのリーディングができなかったのです。そこで一気に失意に陥り、茫然としていたときにアロマセラピーと出合いました。

アロマセラピーは、科学的でもあり、直感的でもあります。「イイ香りでリラックス」だけでなく、香りがどのようにして脳に働きかけるのか、そのメカニズムも知れたので、安心して取り組むことができました。

また、トリートメントをしていると、頭の中が空っぽになって目の前の現実に集中できました。いつも不安や考え事で頭がいっぱいだった私に、「無」という感覚を教えてくれたのがトリートメントだったのです。これによって、私の内面は大きく変化していきました。とにかく楽しくて、施術にどんどん夢中になっていきました。

当時は、アロマセラピーがマイナーなものだったので、「まずはアロマを知ってもらおう！」「トリートメントを体験してもらおう！」という気持ちで、スクールの卒業と同時に名刺を作り、会う人すべてに名刺を渡してトリートメントを受けてもらう日々が始まりました。

アロマの楽しさ、心地よさを伝えたい。

そう思っていると、不思議と誰とでも話ができました。そして、しばらくしてからあることに気づいたのです。

「あれ!?　いつの間にか失声症が治っている！」

「そういえば、自律神経失調症の発作も出ていない！」

結局、私の病気はアロマセラピーで完治することができたのです。

〈植物のエネルギーを自分に融合させ”なりたい私“に〉

失声症や自律神経失調症の症状がまったく出なくなるまで、どのようにアロマを生活に取り入れていたかというと、エッセンシャルオイルの薬理作用に頼るよりも、素直に「スキ！」と感じる香りを自由に使っていました。

当時好きだったのは、ウッド系や樹脂系の落ち着いた香り。振り返れば、それまで他人の価値観に合わせて根無し草のようにフラフラ生きてきた私が、病気によって「自分に責任を持とう、自分らしく生きよう」と決心した時期でもありました。

確かに、木部の香りは自分にしっかりした中心軸を持たせてくれ、樹脂の香りは過去の傷を癒やし、人生のステップアップを応援してくれます。当時は、エッセンシャルオイルにそうした力があることに気づいていませんでしたが、「スキ！」と感じる香りは、そのときの自分に必要なもの。実体験を通して、人は自分が必要とする香りを好むということを理解したのです。

エッセンシャルオイルの本質を知る、こんな経験もありました。

アロマスクールを卒業して数年後、1度も会わなかった同級生と久しぶりに会うことになりました。待ち合わせ場所に行ってみたものの、実は顔をあまり覚えていなくて……。でも、彼女がこちらに駆け寄ってきたとき、すぐにわかったのです。なぜなら、とてもキレイだったから！　顔の造形やスタイルというより、彼女が醸し出すオーラ、柔らかで甘く優雅な雰囲気、そういうものがグッと迫ってきたのです。

その方は、スクール時代はやローズやネロリなどの花の香りが大好きで、トリートメントのトレーニングでも、選ぶのはつねに花の香りでした。その記憶が一瞬で蘇り、再会の第一声は、

「○○ちゃん、卒業してからもずっと花のエッセンシャルオイル、使っているでしょ？」

「ケイちゃんは木の香り、ずっと好きだったんじゃない？」

「どうしてわかるの？」

「昔の雰囲気と全然違うから。すごく落ち着いてしっかりして、なんだか木みたいって思ったから（笑）」

お互いに、使い続けてきたエッセンシャルオイルと同じような質のエネルギーになって

いたからこそ、久しぶりの再会でも相手がすぐにわかったのです。まさにこれは、エッセンシャルオイルの本質を知る、大きな体験となりました。

エッセンシャルオイルとは、植物の生命エネルギーの結晶であり、それを使い続けることで、たとえば花のエッセンシャルオイルなら花のエネルギーを自分に融合させ、木であれば木のエネルギーを自分に融合させることができるわけです。この経験が、アロマセラピーのスタイルが変わるきっかけとなりました。

〈香りによって自分に目覚める Awakening Aromatherapy〉

エッセンシャルオイルを使い続けることで、こんなにも人の質は変わるんだ。それなら、エッセンシャルオイルの抽出部位の特徴を理解し、自分の補いたい部分、高めたい部分に合わせて使ってみたらどうだろう —— それまでは、シンプルに「スキ!」と感じる香りを使っていましたが、この日から「自分はどうなりたいのか」「どんな部分を高めたいのか」にフォーカスし、その特徴を持つエッセンシャルオイルを選ぶ、というスタイルに変わっていきました。

エッセンシャルオイルはその抽出部位ごとに、独自の役割や特徴を持っています。例えば、花は植物の生殖器官という役割を持ち、その植物の個性をもっとも表現している部位です。つまり、「生殖器」や「個性の表現」という部分へのエネルギーを欲しているとき、人は自然と花のエッセンシャルオイルの香りに惹かれるものなのです。

さらに、「この香りがスキ！」というエッセンシャルオイルを見つけたら「なぜ、この香りに惹かれるのだろう？」と、自分の内面を覗いてみます。エッセンシャルオイルひとつひとつに、それぞれの個性やメッセージがあるので、

「あ、わたしは今こういう状況だから、この香りのエネルギーを欲しているんだ」と、自分の状況を客観的に知ることができます。今、自分はどういうことに困っているのか、本当はどうしたいのか。香りを媒介とすることで、内面の本当の思いがよく見えてくるのです。

もしかしたら、特別に感じる、自分だけの香り――この香りがあるだけで、ニュート

ラルな私に戻ることができる。私らしくいられる。そんな思いを持つ香りがあるかもしれません。それは、そのエッセンシャルオイルが自分の本質にとても近いということ。似ている質のもの同士、共鳴しているということになります。

クライエントの中には、「『自分らしく生きよう』と言われても、自分らしさが何かがわからない」という人もいるのですが、自分という軸、あるいは出発点がわからなければ、その先の生き方も見えるはずがありません。

そこでまずは、そういう状態の自分が「スキ！」と感じる香りのエネルギーから、今の自分を感じ取ってもらうようにしています。共鳴する植物のエネルギーで心身を満たし、さらにトリートメントによって身体の中に循環を生み出すことで、多くのクライエントがご自身だけの人生の歩みをスムーズに進められるようになってきました。

スキと感じる香りの特性を知ることで、これまで蓋をしてきてしまった〝自分らしさ〟に目覚めていくことができます。ただ、香りは話すことはできません。「香り」そのものが言葉であり、メッセージなのです。エッセンシャルオイルと向き合うことで、自らそのメッセージに気づいていく。そんなプロセスを楽しむアロマセラピーこそ、私が提唱する〝Awakening Aromatherapy（目覚めのアロマ）〟なのです。

次のページでは、人間と植物の相関図をご紹介しています。
私も知ったときは、こんなにも共通点があったんだ〜と驚きました。
これを知っておくと、「○○作用」にとらわれない、香りの選び方が出来るようになります。

それでは本文のレッスンに入っていきましょう！

植物と人間はこんなにも似ている！

アロマセラピーを学び始めてテキストや参考書を見たら、「○○作用」の文字のオンパレード！　ラベンダーやサンダルウッドのページには「鎮静作用」としか書いていない。これにはちょっと驚きました。

それから、スキな香りが見つかって、「このエッセンシャルオイルにはどんな特徴があるんだろう！」とワクワクしながら作用を調べてみたら、化学的な解説ばかりでちょっと残念に感じたことも……。

薬理作用は確かに大切だけれど、別の視点でもエッセンシャルオイルを理解したい！と、私は植物についても学ぶようになりました。すると、植物と人間はまったく違う生き物のようだけれど、実は似ている部分がたくさんある。さらに、例えば葉には植物の呼吸器としての役目があり、そんな葉のエッセンシャルオイルは、私たちの呼吸器のトラブルに作用する、という関連にも気付いたのです。

エッセンシャルオイルを選ぶとき、その抽出部位を知っていれば、どんな特徴があるのかが大まかに把握できるわけです。

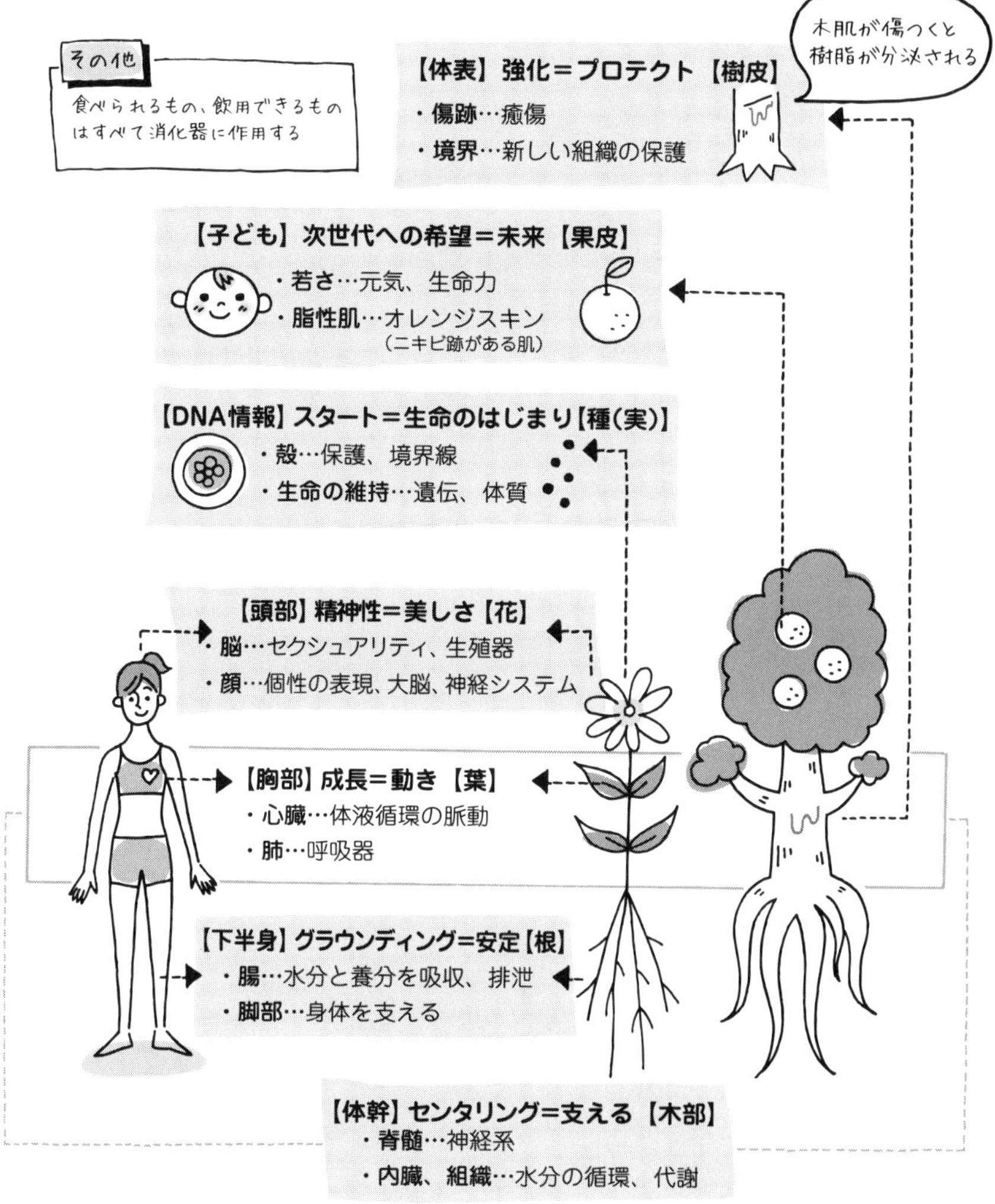
その他
食べられるもの、飲用できるものはすべて消化器に作用する
木肌が傷つくと樹脂が分泌される
【体表】強化＝プロテクト【樹皮】
・傷跡…癒傷
・境界…新しい組織の保護
【子ども】次世代への希望＝未来【果皮】
・若さ…元気、生命力
・脂性肌…オレンジスキン（ニキビ跡がある肌）
【DNA情報】スタート＝生命のはじまり【種（実）】
・殻…保護、境界線
・生命の維持…遺伝、体質
【頭部】精神性＝美しさ【花】
・脳…セクシュアリティ、生殖器
・顔…個性の表現、大脳、神経システム
【胸部】成長＝動き【葉】
・心臓…体液循環の脈動
・肺…呼吸器
【下半身】グラウンディング＝安定【根】
・腸…水分と養分を吸収、排泄
・脚部…身体を支える
【体幹】センタリング＝支える【木部】
・脊髄…神経系
・内臓、組織…水分の循環、代謝

Contents

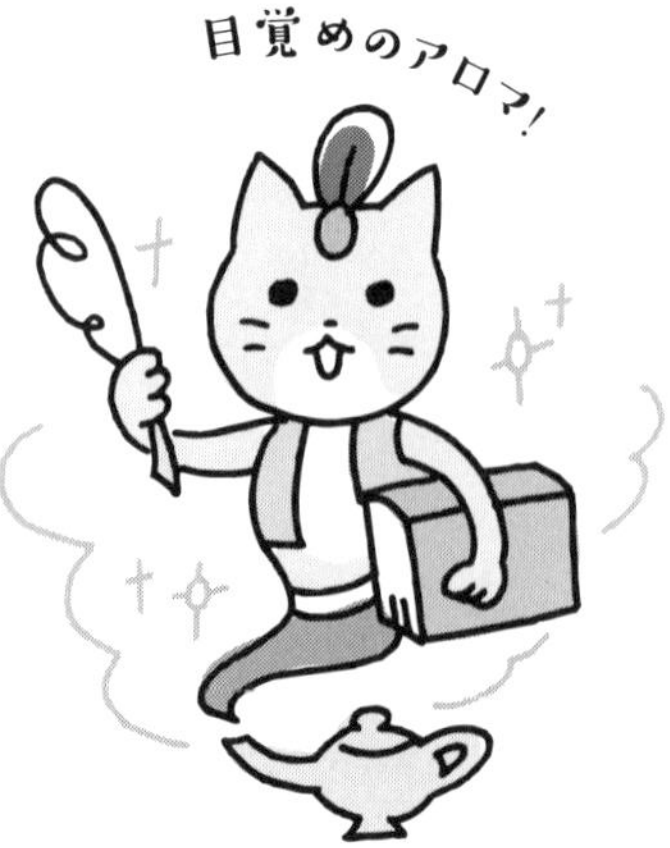

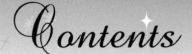

Chapter2

奇跡のアロマレッスン〈Lesson 1〜7〉

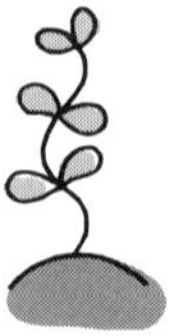

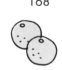

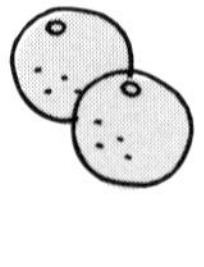

Chapter3 アロマセラピーの基本の確認

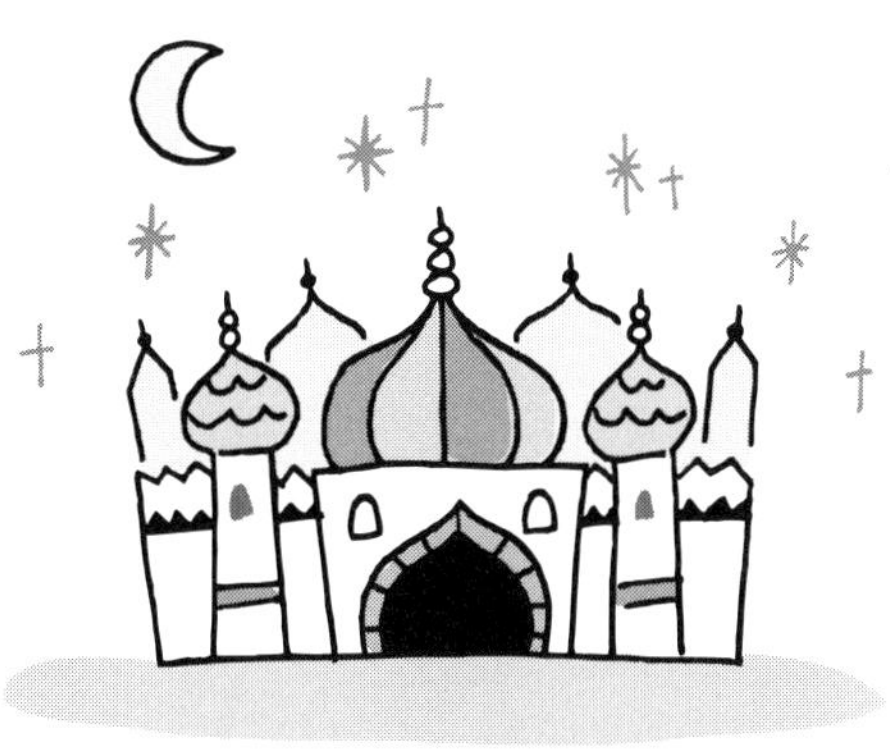

Chapter 1

実践！ Awakening Aromatherapy

——目覚めのアロマ——

Practice

レッスンの進め方

“Awakening Aromatherapy”では、“ 香りのイメージング”の時間をとても大切にしています。香りを深く吸い込み、「そこで自分が何を感じたか」、「どのようなメッセージを得たか」、「どんなイメージが浮かんだか」それをイメージングノート（ノートやスケッチブックなど、ご自身が使いやすいと思うもの）に書き出すことで、香りを媒介として、今の自分自身と向き合うことができるからです。

イメージングを通して触れた香りは、身体はもちろん、心の奥深く、さらに私たちの魂にまで届くことがあります。薬理薬効を頭だけで覚えるよりも、細胞レベルでそのエッセンシャルオイルを取り入れるので、これまでとは異なる、さらに親密な距離感でその香りを捉えることができるでしょう。

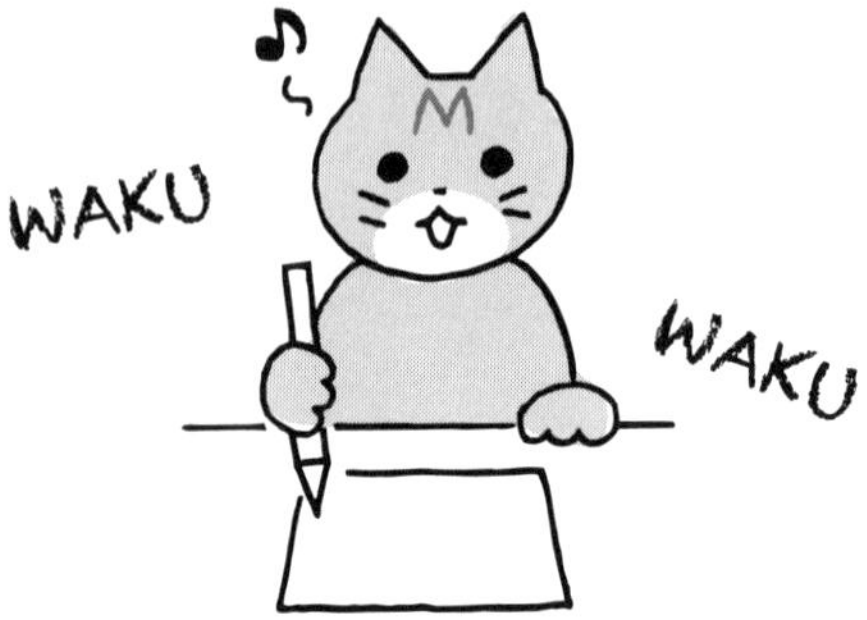

・・・イメージング方法について・・・

通常のレッスンでは毎回３～４種のエッセンシャルオイルをイメージングしています。その際、最初にそれぞれ何の香りかはお伝えしていません。先入観なしで、その香りを感じてみることが重要だからです。イメージングが「香り当て」にならないよう、感性と直感で感じてみてくださいね。

それでは、実際にどのようにイメージングを進めているかをご紹介します。

1 ムエットに、エッセンシャルオイルを滴下したものをお渡しします。程よい香りを感じる距離まで鼻に近づけます。香りを嗅ぐときに大事なのは、目を閉じること。視覚の情報に惑わされず、香りに集中することが大切です。

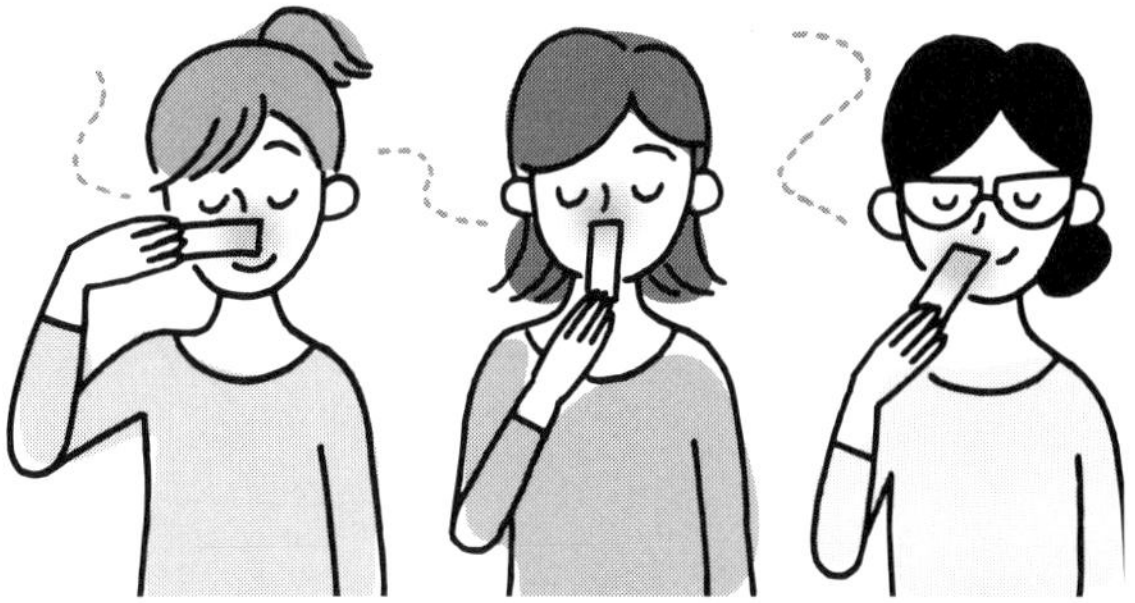

2 肩の力を抜いて、深く深呼吸するように香りを吸い込みます。身体の中に満たしていくようにして、その香りが身体のどこに届くかを感じます。「頭がスッキリする」「お腹があたたかくなる」「足の裏がピリピリする」など、香りによって身体への届き方が違うことが体感できます。

3 次に、その香りが好きか苦手か。好きならどんな風に気分が変わるか、苦手ならどんなところが苦手なのかなどを感じてみます。

4 ペンや色鉛筆を使って、その香りからイメージする色や形、温度感など、思い浮かんだことをイメージングノートに全て描き出していきます。

••• Point! •••

「明るい香り」「夏っぽい香り」「ちょっと鋭い感じ」など、色を塗っても、言葉で書いても構いません。

難しいことはあまり考えず、思い浮かんだことをそのまま描いていきましょう。

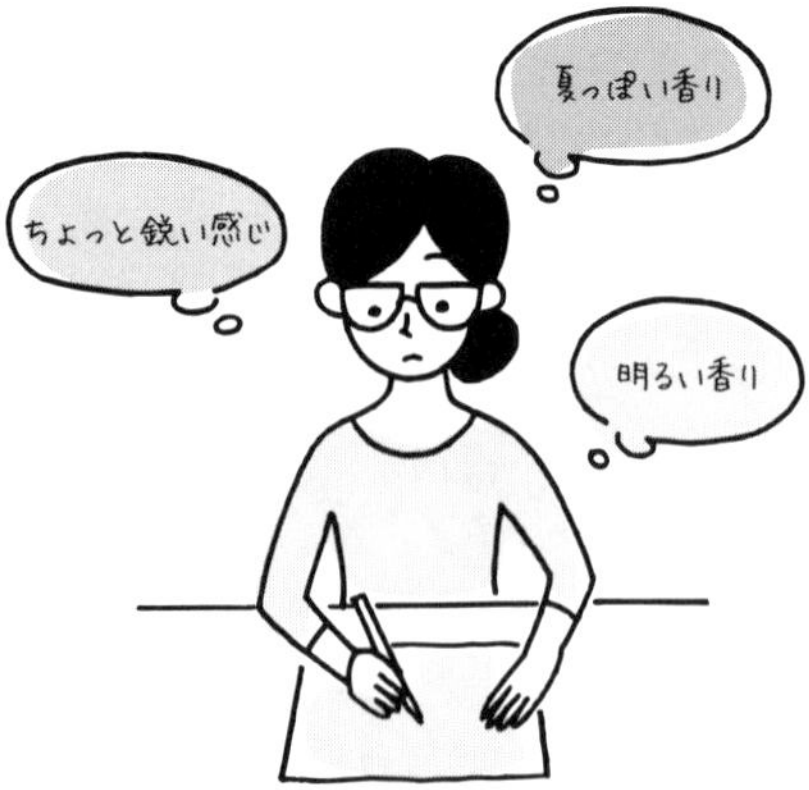

5 そのうちに、メッセージのようなものが降りてくるかもしれません。感じたら、思考を通さず一気に書き出します。

••• Point! •••

メッセージは一瞬で通り過ぎてしまうので迷わないこと。「なぜ、こんなことが浮かんだのだろう？」と考えた瞬間に左脳が働き出し、メッセージを見失ってしまいます。

6 最後に、イメージングを参加者同士でシェアします。人それぞれ好きと感じる香りが違っていたり、ひとつの香りに全員がまったく違うことを感じていたり……そんな体験が、香りに対する理解をより深めます。

※私が開催している “Awakening Aromatherapy” のコースでは、毎回レッスンのはじめにイメージングを取り入れ、まずは思考ではなく直感的に香りと向き合っていきます。その後、個々のエッセンシャルオイルの特性について詳しくご紹介し、感性や直感を養いながら、アロマセラピーの世界を楽しんでいます。

…ひとりでイメージングを楽しむときは…

1 はじめにイメージングするエッセンシャルオイルの候補を3～4本選んでみましょう。
気になるものを直感で選んでもよいですし、抽出部位ごとに1本ずつ選んでもよいでしょう。ひとつずつゆっくり香りを嗅いで、最も「スキ！」と感じる香り、今の自分にしっくりくる香りを選びます。難しく考えずに、今、イメージングしてみたいな、と思う香りを候補にしましょう。

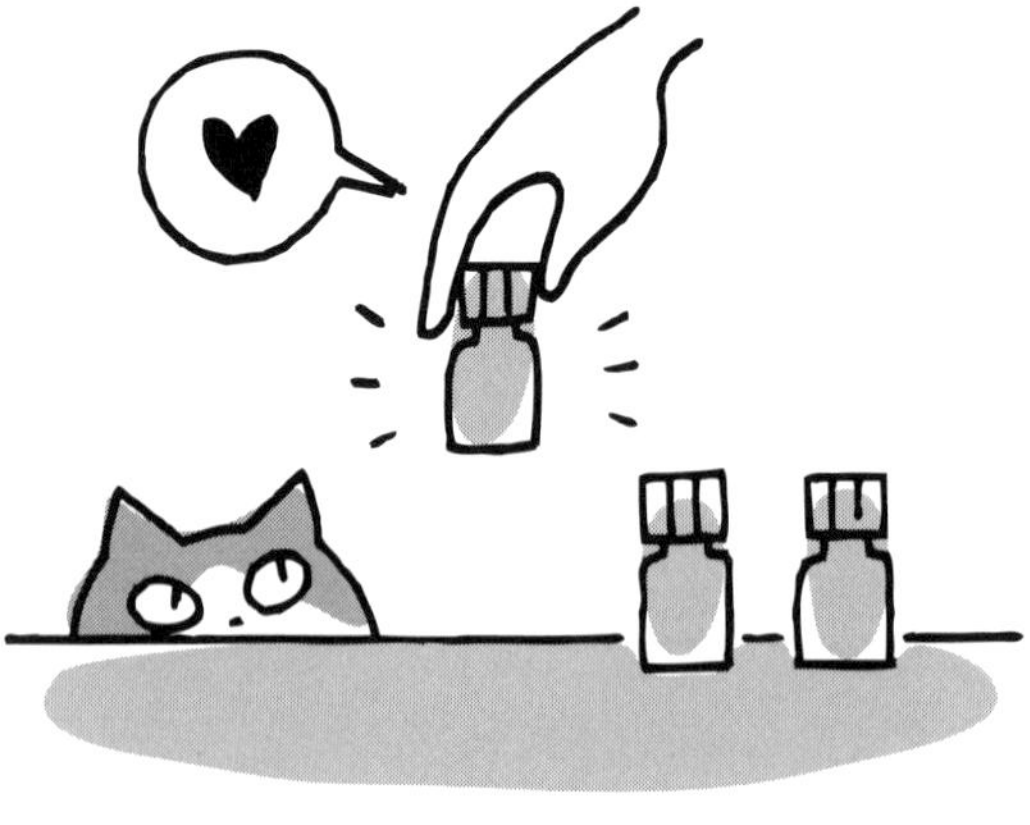

2 イメージングノート（ノートやスケッチブックなど、ご自身が使いやすいと思うものを選んでください）を用意して、イメージングした内容を描き残していくことで、後からどうしてこのとき、この香りが好きだったのか、こんなイメージをしたのか、自分自身を振り返ることができます。

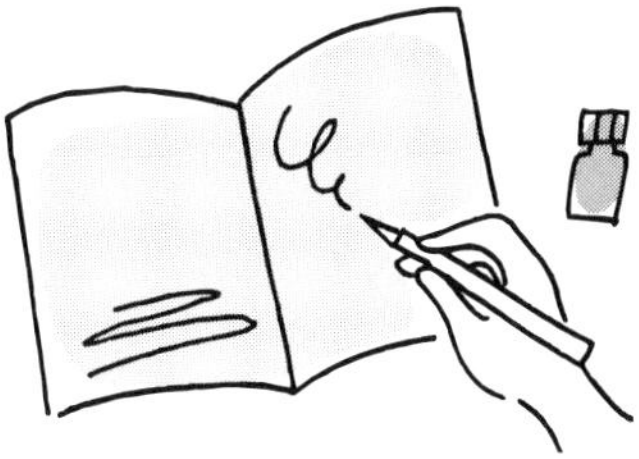

3 ノートを用意しなくても、香りとじっくり向き合うことが１番大切なので、気軽にイメージングを楽しんでみてください。

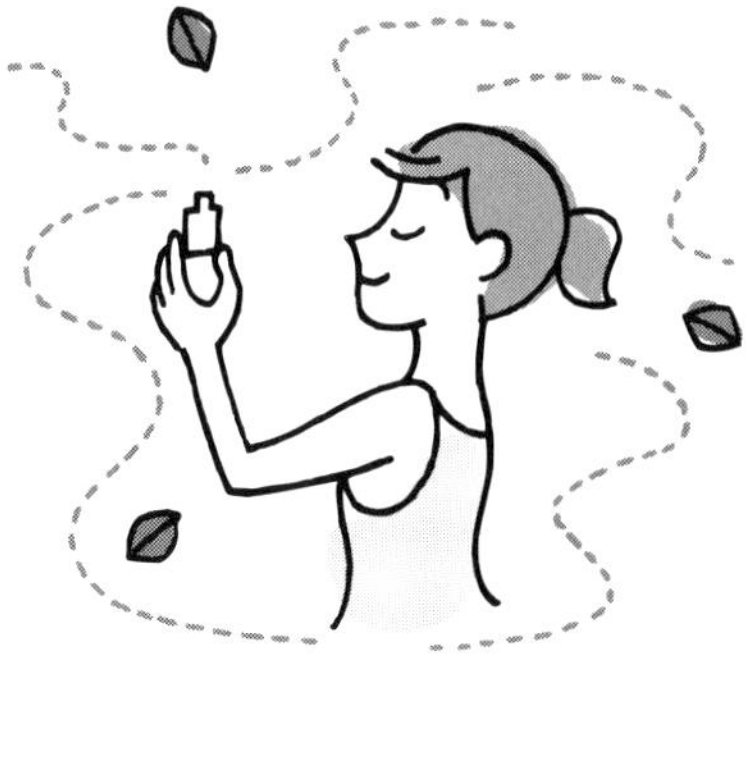

〈香りは少しずつ意識の扉を開いてくれます〉

大切なのは漠然と香りを嗅ぐのではなく、心を落ち着けて「今の私に必要な香りはどれ?」と意識を集中させて嗅ぐことです。自分の中にハッキリしたテーマがあれば、それをイメージしながら嗅いでもよいでしょう。

たとえば……

「今、仕事を頑張りたい! それを応援してくれる香りはどれ?」

「いつも人の意見に合わせてばかり。自分らしくいられる香りは?」

という風に。

「どれがスキな香りか分からない」「選ぶことができない」という方は、少し意識が混乱しているのかもしれませんし、本当の自分を隠し過ぎて意識にブロックをかけているのかもしれません。でも、安心してください。香りは少しずつ意識の扉を開いてくれます。

はじめは「あえてスキ!と言うなら、コレかな……」という香りから使ってみましょう。

そのうちに「この香りはちょっと違うかもしれない」と感じたら、他の香りを選べばよいのです。「使えば使うほど、この香りがスキになっていく」と感じるなら、そのまま使い続けてみましょう。あまり難しく考えず、楽しみながら選んでみてくださいね。

香りは、たった0・1秒で脳を変えると言われています。

〝Awakening Aromatherapy〟でまず大切にしたいのは、「香り」を嗅いで、楽しむこと。スキな香りを嗅ぐ――ただそれだけで、意識を常に高く保てるため、気持ちを上手に切り替えることができます。その結果、いつもイイ気分で過ごすことができるというわけです。

〈トリートメントもおすすめの理由とは〉

イメージングと並んでおすすめなのが、「アロマセラピーの真髄」ともいわれるトリートメントです。植物オイルでエッセンシャルオイルを希釈して肌に塗布すると、体温によってエッセンシャルオイルの揮発が進み、香りを感じやすくなります。

優れた感覚器である皮膚にエッセンシャルオイルとトリートメントの心地よい刺激を与

えることで、皮膚感覚を高め、感性を開き、直感力を高めることができます。

仕事ばかりの毎日で、生きることそのものの歓びを忘れている人や、ハートの感覚よりも思考や理性で物事を選択しがちな人にとっては、トリートメントが「歓び」や「感受性」を取り戻す助けとなってくれます。

そして、私たちの意識は過去にいつまでも囚われてしまったり、まだやってこない未来に飛んでしまったり……と、なかなか思うようにコントロールできません。

ここに在る「私」を形づくるもの ―― 肉体、心、精神、意識、魂などの中で、肉体だけが実体として触れられるものであり、「今」という瞬間に存在するものなのです。

トリートメントで肉体の感覚を高めると、「今」この瞬間に意識を集めることが容易にできるようになり、過去に囚われ、未来に不安を抱くという辛さから解放されます。

アロマセラピストとして、日々クライエントと向き合っていると、さまざまなことを感じます。

体調不良という愁訴に多い「むくみ」や「コリ」など、身体に滞りが生じている方は、意識も滞りがちであることが多く、「不眠」や「月経不順」など、身体のリズムが乱れている方は、自分らしいペースで生きていない方が多い傾向にあります。意識の状態が身体に影響を与え、身体の状態が意識に表れているのです。

植物は、自然の流れに身を委ねて、完全なペースで生きています。そして、植物はそれぞれとても個性的なのに、互いに完全に調和している。そうした植物のエッセンス（精）であるエッセンシャルオイルを使い、トリートメントによって身体の中にダイナミックな動きを与えていくことで、滞っていた意識を動かし、身体のリズムを自然な状態に整えていくことができるのも、トリートメントの大きな魅力といえます。

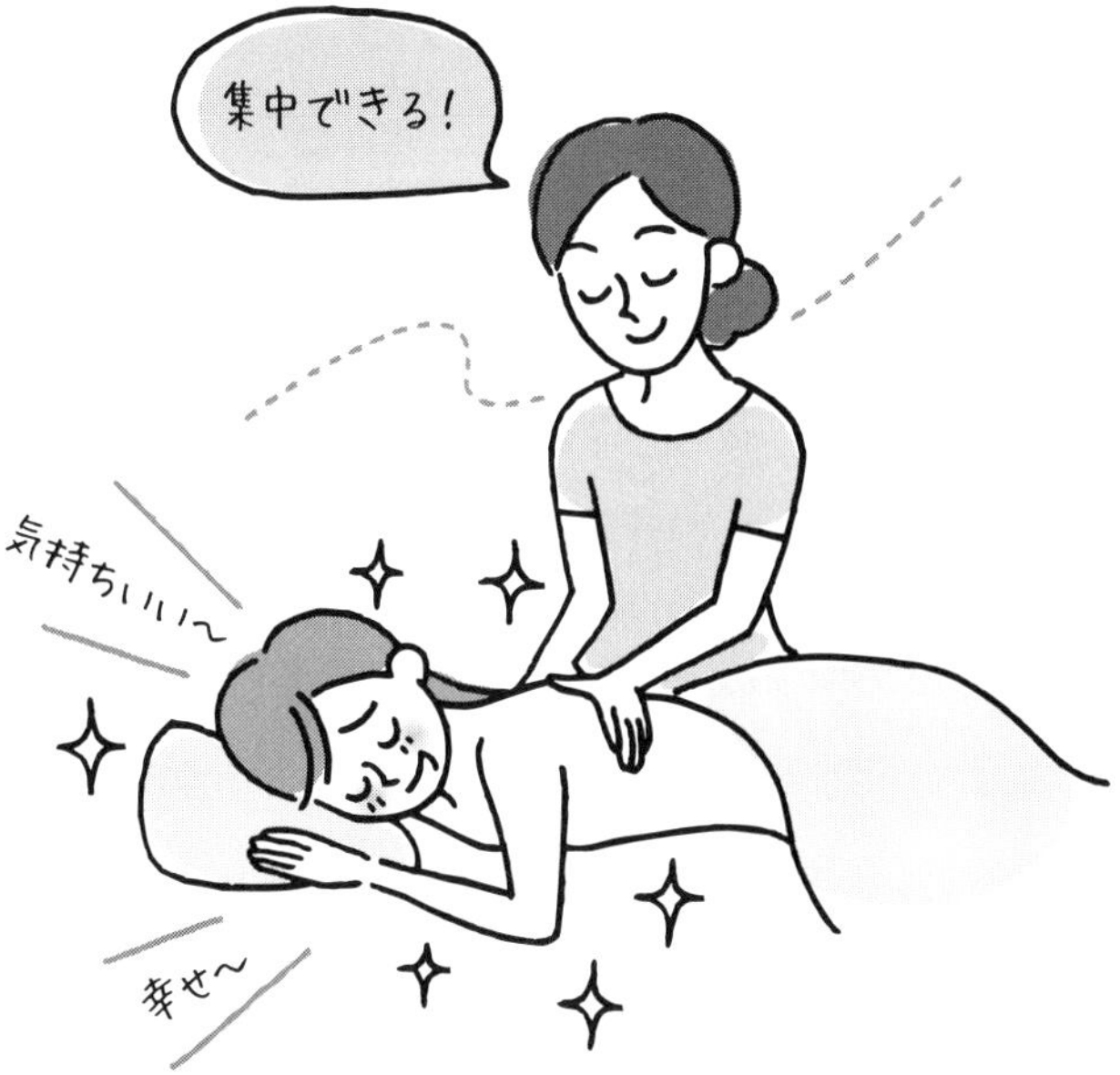

エッセンシャルオイルの香りを通して自分の本質を理解し、生きるテーマを探っていくプロセスは、非常に意義のある、そして新しい感覚の自然療法であり、これを行うことによって、自分自身についての理解をさらに深めていくことができます。

また、アロマセラピストがこのメソッドを取り入れることで、よりクライエントの心に寄り添った施術ができるようになります。

エッセンシャルオイルの薬理作用はもちろん大切ですが、「スキ!」と感じる香りと出合い、その香りを通して自分の心の声に耳を澄ませるというプロセスこそがアロマセラピーの醍醐味であるともいえます。

始めは、自分の中の小さな声……しかし、真実を強く訴えかける声に耳を傾けることで、誰でも、いつからでも、新たな人生のステージに登ることができます。本書で展開する7回のレッスンを通して、一緒に〝Awakening Aromatherapy〟の世界を旅しましょう!

Chapter 2

奇跡の
アロマレッスン

[Lesson 1~7]

Lesson1

可能性や才能を目覚めさせる！実・根の香り

［ジュニパーベリー、ブラックペッパー、ジンジャー］

【種（実）】のエッセンシャルオイルについて

このレッスンの第1回目に種（実）の香りを扱うのは、意図的なものです。種は物事の始まりと終わりの象徴。そのため、「新しく何かを始めよう」としている人とか、「生き方を変えたい」と思っている人は、この香りにとても惹かれます。逆に、そこに意識が向いていない人にとっては頭が痛くなるほど香りを強く感じることも。

種（実）は生命力の塊。これが最大の特徴です。例えばジュニパーの実が成長すると10mもの木になる。ブラックペッパーは、あの小さな一粒が4～8mほどに成長します。その生命エネルギーがギュッと凝縮して詰まっている種（実）のエッセンシャルオイルは、香りも作用も当然パワフルです。

種（実）のエッセンシャルオイルが私たちの身体にどのように働きかけるかというと、

肝と心、腎を強壮してくれます。これらは私たちの身体で生命エネルギーを司っている大切な臓器であり、ものすごく大事という意味で「肝心要」または「肝腎要」（かんじんかなめ）という言葉もあるくらい。種（実）の生命エネルギーが身体を元気にしてくれるわけですね。ただし、疲れきっている人にはパワーが強すぎます。トリートメントに使う場合は、受け手の体調に十分注意してください。

芳香浴をしたり、お風呂に数滴入れたりするくらいは問題ないかと思いますが、トリートメントに使うと腎臓に負担を掛けてしまうので、過労の方や腎臓疾患がある方にはおすすめできないと考えています。

また、種（実）は、可能性や才能を内包していると捉えます。種の中

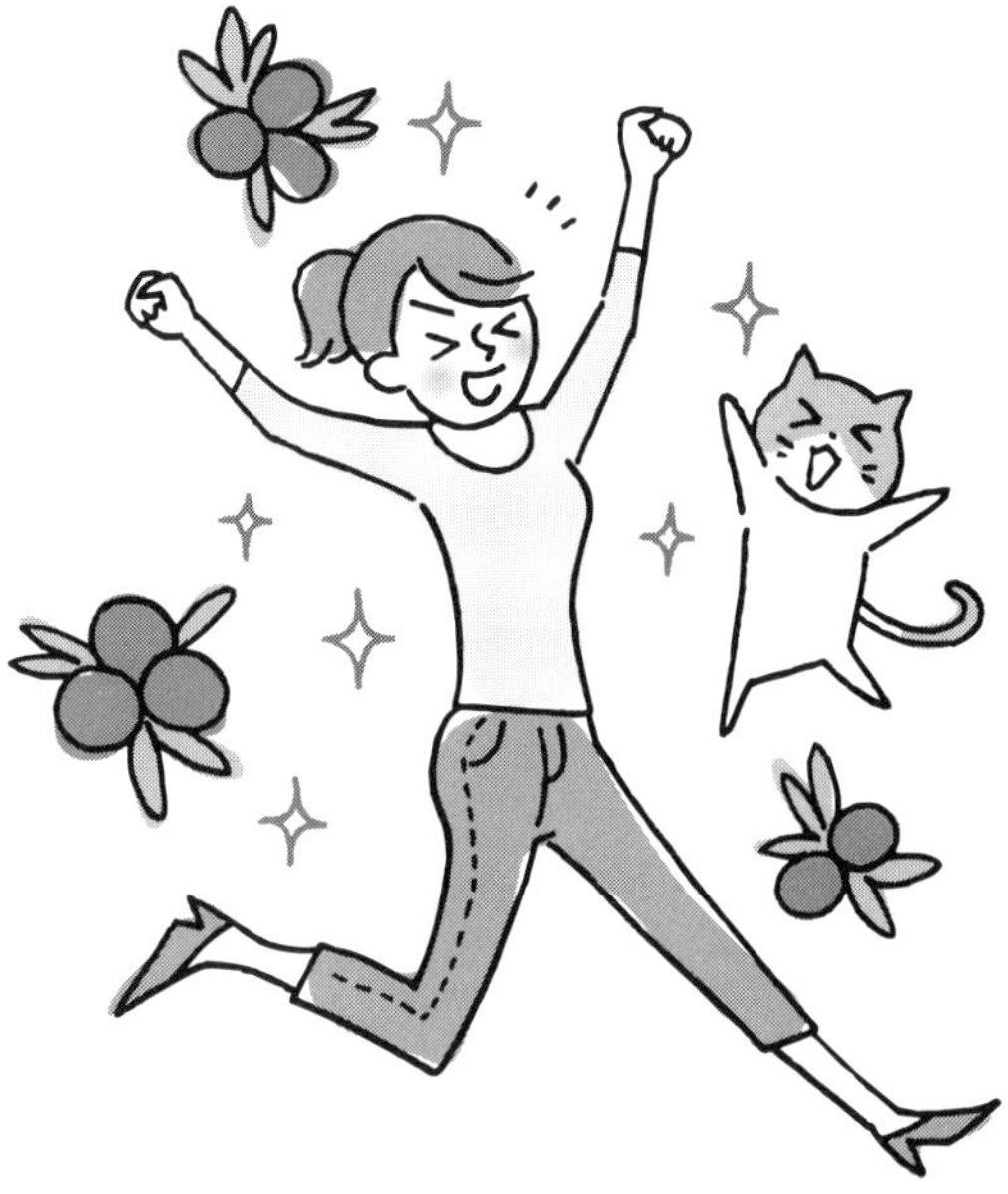

は何も入っていないように見えるのに、土に蒔くと、根を出し芽を伸ばし、葉を広げ、花を咲かせる……その現実の形になる前のエッセンス（精）を含んでいるわけです。でも、自然界の種というのは自分の運命をコントロールできません。種がポトンと落ちた場所がすごく日当たりが良く、土も肥えていて、雨も適度に降る。そうしたらその種は発芽して順調に成長できるけれど、落ちた場所が運悪く日陰で土も肥えていなくて、雨もほとんど当たらないような環境だったら、うまく育つことはできませんね。

そんな性質を持つ種（実）のエッセンシャルオイルを、私たちはどう使っていけばよいのでしょう。**全ての人に、その人だけの生まれながらの才能や可能性がある。そして人は植物と違って、自分で可能性や才能を芽吹かせる場所を選択することが出来る。自分の可能性を信じて、それを伸ばしたいと思ったら、その種をいい環境に蒔いてあげましょうということなんです。**そんな種蒔きをさせてくれる香りです。逆に、こうしたい、こんなふうに生きたいという望みや希望がない、見つけられないという人にとっては、この香りは頭が痛くなるかもしれません。もしかしたら、それは香りによって自分が閉ざしている蓋を開けられてしまうのが怖いのかもしれませんね。自分の可能性や才能に気づいてしまったら、今までの環境から離れて生き方を変えることになるから、変化への恐れが頭痛となって表れるのかもしれません。

でも、自分の中に「こうしていきたい」という明確な思いや希望があるなら、種のエッセンシャルオイルはすばらしいサポーターとして、前進するエネルギーを与えてくれます。種というのは、発芽の瞬間は受け身かもしれませんが、その後は自ら根を出し成長していくので、陰陽でいったら、陽の質が強いんです。陽というのは男性的なエネルギーと解釈しますが、確かに種は男性的なイメージの香りが多いですね。私は女性だから男性のエネルギーは関係ないわ、というのではなく、誰でも自分の中に男性性と女性性のエネルギーを両方持っています。そのうち、一歩を踏み出す勇気や行動力、積極性といった能動的なエネルギーを陽の質と捉えます。種の香りは、そんな陽のエネルギーをぐっと高めたいときにおすすめです。

【根】の香りについて

種が命を発動させるとき、まずは根が土の中に伸びて、土のエネルギーを吸収し、大地に根付いていきますね。そのため、特徴は「グラウンディング」です。地にしっかりと足をつける力。自分の足で、現実的に自分の人生を生きていくというエネルギーを高めます。

　人体でいうならば下半身、私たちの腸や足と重ね合わせて性質を捉えます。チャクラ（※232ページで解説）でいうと、自分を支える土台となる第1チャクラ。こうした質を持つため根の香りは、明確な生きるテーマとか目標が見つかっていない人にとっては何も引っかかりがないかもしれません。

　でも最近は、自分らしく生きよう！という意識が高まっている人が増えているので、多くの人が根の香りを好みます。他人任せではなく、自分の力で自分らしく人生を生きたい。そこに光を当てている、たくましい時代になってきたなと感じています。テーマや目標に向かって、地に足をつけて生きていきたいというときは、その意識を根の香り

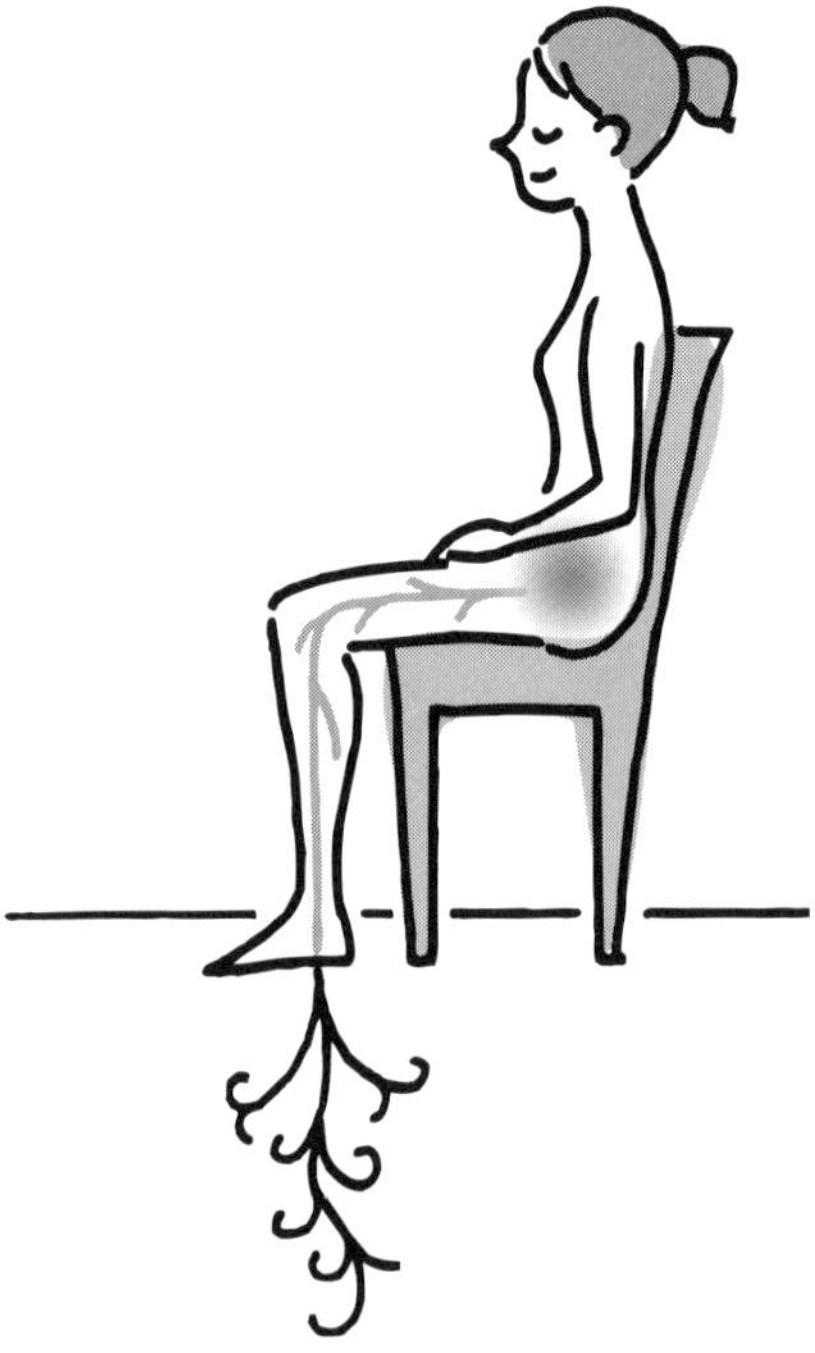

がしっかり支えてくれます。下半身を温める効果もあるので、冷え性の人にもよいですね。足にエネルギーを回して温めるということは、行動力を高めるサポートにもなります。それでは、それぞれの香りの解説をしていきますね。

ケイさん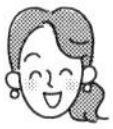（以下K）：この回は、3種の香りをイメージングしていきます。A、B、Cと書いたムエットにそれぞれ違うエッセンシャルオイルを付けて回していきますね。

〈イメージング〉

K
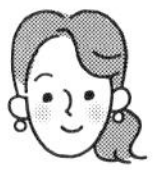

今回の香りはパワフルなものが多いので、苦手と感じる方がいらっしゃるかもしれません。そんなときは「あまり好きではない」「香りが強すぎる」「頭が重くなる」など、感じたそのままを書いて大丈夫です。無理に香りを追いかける必要もありません。キツイと思ったら、イメージングをやめていいですよ。

ではAの香りからムエットを回していきますね。

〈A：イメージングのシェア〉

生徒A

スーッとする感じ。その奥に柑橘っぽい、苦みのあるクセがある匂い。どこかで嗅いだことがあるけれど、あまり好きではないです。長く嗅ぐと気持ち悪くなりそう。茶色いモヤモヤした感じが残りました。

生徒B

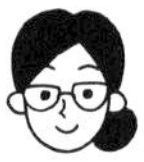

胸、肩……上半身が温かくなる感じ。スパイシーで赤やオレンジという色味が思い浮かびます。どことなくモワッとした感じ。でも気になる香りです。

生徒C

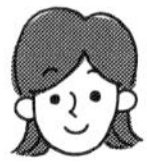

最初に思い浮かんだのは、黄色。ツンとしたような、どこか尖ったイメージを感じました。

K

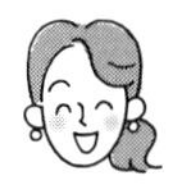

澄み切った青い空。真っ白いキャンパス。何も描かれていないけれど、そこにどんな絵を描いていくのか、自分にワクワクしている感じ。「未来は自分で描いて創れるもの、いつもクリアな気持ちで」というメッセージを感じました。

香りを通じ〝自分〟と向き合う

香りはただ嗅ぐだけでは意味を持ちません。「私はこうなりたい」「今こういうことで悩んでいるけれどどうしたらいいのだろう」など、自分の意識を立てて嗅ぐことが大事なのです。そういう意識の中で香りを嗅ぐと、「これは今の私にしっくりくる」「ピンとこないからこの香りは必要ないかな」と、選べるようになります。

「私はどうしたいの？」と香りを通じて自分と向き合うプロセスが、アロマセラピーの醍醐味だと思っています。

精神まで浄化してくれる〝サイキック・プロテクター〟

Aの香り…【ジュニパー】

浄化のエッセンシャルオイルと言われます。主成分がαピネンというものなのですが、これがたくさん含まれているものは排出効果に優れています。トリートメントで使用すると、身体の中の不要なものを主に尿で排出してくれます。むくみを感じている人にオススメですね。ただし、その分腎臓に負担をかけることになるので、体調や腎臓の調子を見て、上手に使いたいところです。

低木類ですが、中には10m以上に成長するものもあります。ラズベリーやブルーベリーと同じベリーの一種で、熟すのに2~3年かかります。もともとはジュニパーベリーオイルといって、熟した実だけを手摘みして、それを蒸留してエッセンシャルオイルが作られていました。ただ、ものすごく手間がかかるので、針葉系の葉と若い緑の実、そして熟して黒くなった実を含んだ枝先すべてから蒸留するものも作られるようになっていったようです。

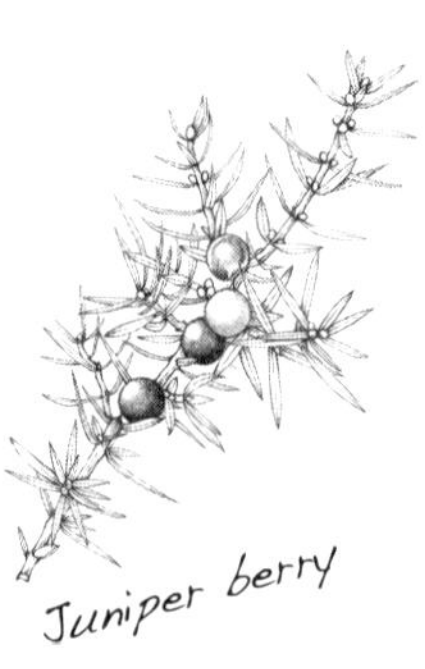

そのため、ジュニパーは実だけのエッセンシャルオイルもあれば、枝葉も入っているものもあるということです。購入の際は、抽出部位を確認したいですね。

実は液果（ショウカ）と呼ばれ、水分を沢山含んでいます。五行（※132ページ参照）でいうと「水」の質を持っており、色は黒。「水」というのは先天の精が含まれると考えます。つまり、両親から引き継いだDNAの情報や、生まれ持った体質や生まれる前の魂の記憶にも関わってきます。そのため、魂の記憶を思い出し、人生のテーマに気付かせてくれる香りともいえます。

ジュニパーの一番のキーワードは、Psychic protector（サイキック・プロテクター）。自分のエネルギーを保護してくれます。苦手な人達が集まる場に行かなければならないときや、気が進まない場所に出かける前なども、ジュニパーの香りを身につけると外部のエネルギーから守ってくれますよ。心身がヘビーな状態のクライエントへのセラピーのときや、依存されて困っているというセラピストは、自分自身を守るプロテクターとしても使えます。

チャクラ（※232ページ参照）でいうと、第3チャクラに働きかけ、自分とはどんな存在かという「個」を強化する香りです。

「自分らしさ」とは、どういうことなのでしょうか？　世間的には自分をステキに見せるために何かを学んだり身につけたり、オシャレして個性を表現したり……という風潮にある感じがしますが、私は、逆に生まれ育った中で埋め込まれた観念や情報を外した、「素の自分」を言うのではないかと思っています。浄化作用というと、一般には解毒や利尿などの身体作用と捉えますが、同じく観念や世間体、プライドなどを手放して、自分らしくなろう、素の自分に還ろうという精神の浄化作用もあるということですね。ただ、それを実践するには勇気が必要。そこで、陽のエネルギーが助けになってくれるのです。

【Information】

妊娠期の多量使用は控えましょう。また、腎機能に負担を掛けるので、トリートメントにおいては長期の多量使用は控えてください。1週間使ったら、次の1週間は休むといったインターバルを置くようにします。

【身体作用】

陽のエネルギーを高めます。とてもパワフルかつ、元気にしてくれるので、疲れているけれど休めない、という人にオススメです。たとえば、「激務ですごく疲れているのに、神経が高ぶって寝られない」という方には、リラックス効果のあるラベンダーが良いのかしらと思われがちですが、香りと人のテンションがあまりにも違うと、嗅いだときに「うわ～無理！」と、不快に感じてしまう場合が多いんです。そういうときは、ジュニパーや次にご紹介するブラックペッパーを嗅いでもらうと「すごくリラックスする～」とおっしゃる方が多く、トリートメントを始めるとすぐに眠りに入ったりするんですね。

どういうことかというと、陰陽説での捉え方です。この場合、その人の陽の質がどれだけ高まっているかをみます。「疲れている。休みたい」と言っていても、心身が興奮してエネルギーが高ぶっている＝陽の質が高まっているときに、いきなり陰の質を持つ香りをあてがってもエネルギーはうまく循環しません。そこであえて陽の質を持つ香りを使うことで、陽を極めてあげる。そうすれば、自然に陰に転じるので、リラックスして心身が休まるんです。これは、「陰極まれば陽に転じ、陽極まれば陰に転じる」という、陰陽のエネルギーの循環にフォーカスしたアプローチになりますね。

また、腎臓に対して強壮作用があるので、解毒が非常に強いといわれています。体内の不要物を血液にのせて腎臓に運び、腎臓で尿にして排泄させてくれる。そのため、トリートメントで使うのが一番効果的ですが、疲れている方というのは腎臓機能が低下している恐れもあるので、注意してください。腎臓に過度な負担を掛けてしまうと逆効果です。

私自身、すごく疲れているときにジュニパーを入れたオイルでトリートメントを受けると、その後腰がドーンと重だるくなります。トリートメントコースの生徒さんでも、ジュニパーを入れたオイルでトリートメントの練習をした翌日、「腰が痛くなった」とおっしゃる方がいます。生徒さん自身は施術時の姿勢が悪かったせいかな?と思うようですが、実際は腎臓に負担がかかって痛みが出ているケースが多いのです。

また、オイルを塗ったところを局所的に温める引赤作用があります。冬場、寒くて身を縮こませていると肩がこりますが、そういう場合にはキャリアオイルで希釈して肩に塗るとよいですよ。オイルの性質的に熱性と乾燥性（熱・燥）をもっているので、反対に身体の中に冷えと湿り気が溜まっている状態（寒・湿）に使うと効果的なんです。

例をあげると、冬の寒い日で外は雨。そういう日は寒さと湿気で神経痛が出る、リウマチが痛むという方にいいですね。冷え性でむくみがある女性に使うのもおすすめです。

【皮膚作用】

脂性肌向けですが、刺激が強いので必ず適切な濃度に希釈して使ってください。一般的には男性向けといわれています。

【心理作用】

心を外部の影響から守ってくれる香り。種子には必ず殻がついていて、中身を守っている＝『保護』の働きがあります。もともとジュニパーは液果といって、水分をたっぷりふくんでいる実なので、殻でしっかりガードされています。そのガードは堅そうだけれど、中は水がたっぷりで優しいということですね。中身はすごく繊細なのに、それをガードしているがために冷たそうに見られるとか、周囲に誤解されるタイプの方も、ジュニパーと相性が良いと思います。

そして何よりも、**ジュニパーは浄化です。「邪」と呼ばれる、不要なエネルギー、ネガティブな気持ち、ねたみ、不安……あらゆるものを散らしてくれます。これらを浄化してクリアな気持ちに。そして、陽のエネルギーで気持ちを前向きにさせてくれます。**五行でいうと水の質があると言いましたが、これは私たちの中の『志』とつながります。何かに対して意志決定するときに、ジュニパーがあると志を強く持てますよ。

とくに物事の新しいスタート時にピッタリです。これから新しい芽（才能や可能性）を育てていくぞというとき、その瞬間にはジュニパーが素晴らしく良い香りに感じて、自分のスタートを祝福してくれている様に感じます。でも、そこに到達せずに、迷い、混乱の中にいる人にとっては、この香りは強くて頭が痛くなってしまうかもしれません。

セラピーでは、人生の壁や障害を乗り越えている渦中の方が好む傾向があります。以前、病院内のアロマ外来でセラピストをしていたことがあるのですが、そこに30代の女性が通われていました。その方は20代のはじめに職場の人間関係が原因で会社を辞めてからうつになり、十年以上も家の中に引きこもっていました。

ご本人も周りも、社会復帰は難しいという見方をしていました。ご飯が食べられないので、極度に痩せていて筋肉もほとんどない状態。それでも「胃が苦しくて食べられない」と言うんですね。食べるという行為は、生きる欲求を支えているので、食べられないということは生きる欲求が減退しているということなんです。

そのうちにうつ以外に膠原病や繊維筋痛症などと診断され、「身体を刃物で切り刻まれているように、つねに全身が痛い」と訴えますが、検査をしても異常なし。そのため、担当医から「本当に痛いの？」などと言われるたびに、自分の中にどんどん殻を作っていってしまったんです。

周囲の人は誰も私の辛さをわかってくれない、と嘆きながらも、彼女の偉いところは、治療にプラスして、週1度必ずトリートメントを受けに来てくれたんですね。数人のセラピストが交代制で施術して、電子カルテに毎回使ったエッセンシャルオイルの記録を残すのですが、多いのはネロリやラベンダー。きっと不眠の改善や鎮痛の目的で選ばれていたんだと思います。でも、彼女は本当は何の香りが好きなのかな？と思って、私が担当のときに「どれでもいいから、好きな香りを選んでみて」と言ってみたんです。そこで彼女が迷わず選んだのがジュニパーでした。

すごく納得しました。周りに誤解されてしまう、「本当は痛くないのではないか」「社会復帰したくないから痛いふりをしているのではないか」と思われる辛さから逃れるために、だんだんと自分に殻を作って、人と関わらないようにと引きこもってしまう。そうなると、気持ちも頑固になってしまうし、体もこわばってくるんです。彼女の身体の痛みの原因は、そこから来ているように感じましたし、実際、関節のこわばりを訴えていました。

それからは、好きな香りでトリートメントする、というシンプルな考えに立ち戻り、彼女にはジュニパーを中心としたオイルでトリートメントすることにしました。少しずつですが、彼女の閉ざされた心や萎縮性の痛みが快方に向かって……1年ほど経った頃だと思いますが、あるとき「アロマセラピーを勉強して、社会復帰したいんです。」と相談を受けたんです。10年以上社会からはぐれてしまっていた彼女に、1年のアロマトリートメント体験で、それを仕事にして社会の中にまた入って行きたいという志を持たせてくれた！ジュニパーってスゴイ！と思いましたよ。そして、アロマセラピーってすばらしい療法だなと感動しました。

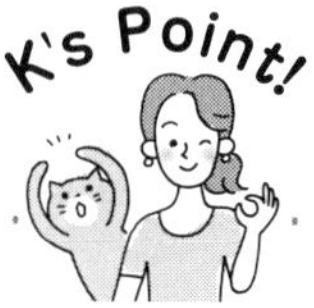

○ジュニパーは、Psychic protector（サイキック・プロテクター）。自分のエネルギーを保護したいときに使う。

○浄化のオイルとして有名。心や身体に要らないものが溜まっているときに。

○疲れているけれど、休めない……という人に、もうひと頑張りのエネルギーを与えてくれる。

○トリートメントで使うと腎臓に負担をかけるので、疲労困憊の人には使わないこと。

〈B：イメージングのシェア〉

生徒A

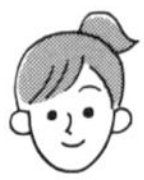

どっしり根を張るイメージ。ウッディ系だけれど、ナッツ系の香りもしました。キーワードは安定。土の中の香り。でも、あまり好きではなくて、長くは嗅げない香り。茶色い裾広がりの台形が思い浮かびました。

生徒B

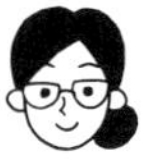

のり、磯の香り。海辺で漁師さんがのりを広げている光景が目に浮かびました。黒っぽい塊に太陽の光がサンサンと降り注いでいるイメージ。

生徒C

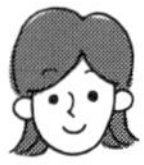

思い浮かんだのは森林、深い緑。スパイシーで温かく、胸から肩にかけてその温かさが広がっていく感じ。力強くて好きな香りです。

K

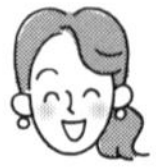

動き出したい感じ。ソワソワして、身体が軽く、口笛を吹いてスキップしたくなるような。頭で考えるのをやめよう。肉体感覚を高めよう。体で感じることが大事と言われているような香り。

自分の才能を開花させたいとき、大きなサポートをしてくれる
Bの香り…【ブラックペッパー】

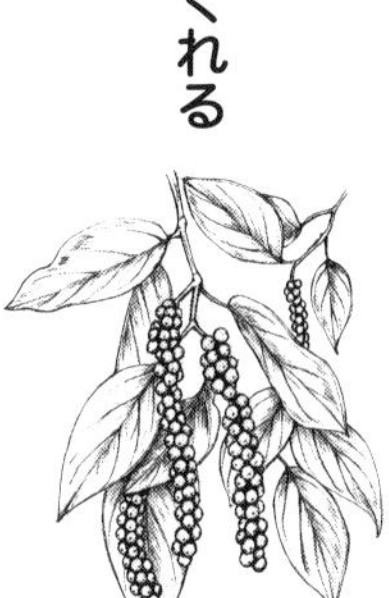

ブラックペッパーはジュニパーと成分の組成が似ています。やはりαピネンがたくさん含まれているので排出効果に優れていますね。

古代から非常に医療価値が高いハーブ、スパイスとして大事にされてきた歴史があります。インドでは4000〜5000年前から肝臓の治療とか、泌尿器系疾患にも使ったという文献が残っているそうです。薬として使われてきた歴史もありますし、古代ローマ時代は金と同等の価値があり、税金をコショウで支払った時代もありました。当時の人が現代にタイムスリップしたらビックリするでしょうね。金と同価値のものが、今ではスーパーで手軽に手に入るのですから。

ブラックペッパーもジュニパーと似ていて、緑の実が乾燥して黒くなります。あんなに小さな実ですが、成長すると4〜8mになります。

香りのイメージングで、1番「何の香りか全然わからなかった」と言われるのがこのブ

ラックペッパー。特有の辛み成分、ペパリンが水蒸気では蒸留されないので、穏やかな香りです。

でも、エネルギーはコショウそのもの。キーワードはHot oil（ホット・オイル）。身体も心も、とても情熱的にしてくれます。スピリットにも目覚めの火を付けてくれます。

自分の才能を開花させたいとき、大きなサポートをしてくれます。第3チャクラに響く香り。ジュニパーはハーブティーなどでも飲みますし、ブラックペッパーもスパイスとして食べますよね。胃に入っていいものは第3チャクラに働きかけるものが多く、自分らしさを目覚めさせてくれます。ブラックペッパーは、ジュニパーとセットで覚えておくとよいですね。

【Information】

ジュニパー同様、排泄効果に優れているので、心身の浄化のトリートメントにオススメですが、ずっと使い続けていると腎臓に負担をかけてしまう恐れがあります。1週間使ったら次の1週間は使わないといったインターバルを置いてください。また、腎臓機能が低下していると思われる方へのトリートメントでの使用は見合わせたほうが良いと思います。

五行でいうと、一つは自己表現や喜びに関わる火性ですね。そして実のオイルは土に落ちて初めて命が始まるので、豊かさや安定を表す土の性質も持っています。

【身体作用】

心、身体、スピリット、すべてを目覚めさせ、熱くします。局部的に温める引赤作用にも優れています。やはり温めるイメージが強いせいか、冬場のトリートメントで選ぶ方が多いのですが、それはセラピストにとっても好都合。オイルを手につけると、手のひらが真っ赤になってポカポカするんです。その手でトリートメントをすると「手が温かくてすごく気持ちいいです〜」と、とても喜ばれるんですよ。一方、夏場は温まりすぎてムカムカしてしまうこともありますが、最近はエアコンの効きすぎで身体が冷えている方も多いので、夏の冷えにもブラックペッパーはいいと思いますね。

また、ジュニパーと同じく寒くて雨が降っているような、寒・湿のときに出る痛みにも効果的。

筋肉や神経系への鎮痛・鎮痙作用もあるので、スポーツ前の筋肉のウォーミングアップにも使うし、スポーツ後の筋肉に溜まった疲労物質を取り除くのにも使います。コリを感じる部分にもいいですね。トリートメントで効果を出しやすいエッセンシャルオイルのひとつです。

また、ブラックペッパーはスパイスなので、香りを嗅ぐと自然と唾液が分泌されるし、食欲が刺激されます。食欲が無いというのは、「食べる＝生きる」という欲求が減退している精神状態であるともいえます。そういうときにこの香りを嗅ぐと、いい意味で欲が出てきます。日々の忙しさに追われ、ただ仕事をこなすだけで人生の楽しみを忘れている人。何を食べても美味しいと感じられない人にぜひ使っていただきたい香りです。

【皮膚作用】

とくにスキンケア効果はありません。温める、加温作用ということで使います。

【心理作用】

心理作用としては、心をとても強くしてくれますね。ジュニパーと同じく、疲れているけど休めないというタイプにおすすめの香りです。

五行では火性にあたるので、自己表現を促します。自分を押し殺したり、抑圧したりして、フラストレーションを抱えている人を解放させる香りなんですね。人は生まれながらに、それぞれ才能を持っています。それに気づいていながらも、蓋をしてしまうと、ものすごくフラストレーションが溜まるんですね。

ブラックペッパーで幸せを取り戻した、ある方がとても印象に残っています。その方はカウンセリングで「人が何かに夢中になっていたり、目標に向かって頑張っている姿を見ると、なぜかイライラしてすごくイヤな気持になるんです。でも、それがなぜだか分からないんです」とおっしゃっていました。香りを選んでいただくと、ブラックペッパーに「すごくいい香り！」と反応したので、「もしかして、この方は自己解放したいのかな」と気付きました。

アロマセラピーの良さって、セラピストがクライエントに指示や強制をしなくていいところだと思うんです。大人にもなれば、他人からいちいち「ああしろ、こうしろ」と言われたり、ジャッジされたりするのはイヤですよね。それより、香りの力を信じて、その人自身が香りとしっかり向き合うようにサポートしてあげる。自分に必要な香りが分かれば、あとは香りを通して自分を冷静に見つめることができるようになったり、香りがいろんな事に気付かせてくれたり。自分で自分を癒やすことができるようになります。

その方は、とにかくブラックペッパーに惹かれるとおっしゃるので、香りを嗅いでいただきながら「この香りから思い出すこと、なんでもいいから話してみてください」と尋ねたところ、「子どもの頃……絵を描くのが好きだったんです。幼稚園ではお友達や先生から『うまいね！』といつも褒められたし、小学生になったらコンクールで賞をもらったりして、絵が上手なことは私の自慢でした。それであるとき、『将来、絵描きになりたいな』と母に言ってみたら、『なに言っているの、絵描きでは食べていかれないわよ』とピシャッと言われて。さらにショックだったのは『それにあなた、そんなにうまくないわよ』って。今になれば、母はダヴィンチとかピカソみたいに、天才的にうまくはないって意味で言ったんだろうなと思えますけど、当時はものすごく傷ついてしまって……」

その方は、パタッと絵を描くことをやめてしまったそうです。すごく辛かっただろうと思います。絵を描くことは、人生の歓び、そして自己解放そのものだったのでしょう。描くことをやめたことで、フラストレーションが溜まって、自分を解放している人を見ると、なぜかイライラしたり、心がザワザワしたりしていたのだろうと思いました。

家でもブラックペッパーの香りを使ってみてください、とアドバイスしてセラピーは終了したのですが、それからしばらくしてメールが来たんです。「セッションの後、また絵を描きはじめました！　そしたらすごく楽になれました。もうこの年では絵描きになりたいとは思いませんけど（笑）、絵を描くことそのものが、自分の幸せなんだということに、ブラックペッパーが気づかせてくれました」という嬉しいご報告でした。

香りひとつで、楽しく生きられるようになる。これが、アロマセラピーの素晴らしさですね。

一般的には、ブラックペッパーというと、温める、コリをとる、食欲増進といった身体への使い方だけで終わってしまうんですが、それじゃもったいない！　**心、身体、スピリットに対して同様に働いてくれるので、生きることへの情熱を取り戻し、自分らしく生きたい！という欲を高めてくれる香りでもあるのです。**

今の話でいうと、ブラックペッパーの香りは絵を描くことへの情熱を取り戻させてくれました。そして、自分の才能を否定されたと感じ、殻に閉じこもってしまっていた、その殻を打ち破る強さも与えてくれました。ブラックペッパーのステキなところは、気負わず、軽やかに一歩を踏み出させてくれる陽気さ。人によっては、その一歩を踏み出すのがものすごく怖いかもしれない。そういう人に明るさと勇気を与えてくれる香りです。

自分の可能性を信じさせてくれる香りでもありますね。それが五行の土のエネルギーともいえます。土は、すべての可能性を自分は持っているという気持ちにさせてくれます。

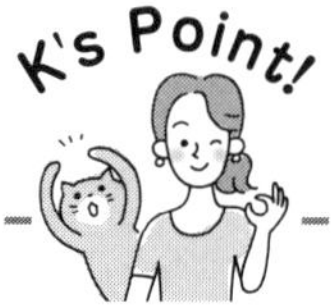

○ブラックペッパーは、Hot oil（ホット・オイル）。身体を温めるだけではなく、心やスピリットに目覚めの火をつけてくれる。
○陽のエネルギーが強いので、積極性、勇気、行動力が欲しいときに。
○「自分らしい生き方」に気付かせてくれる。
○ジュニパーと同じく、トリートメントで使うと腎臓に負担をかけるので、疲労困憊の人には使わないこと。

〈C：イメージングのシェア〉

生徒A

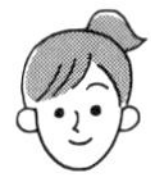

これは好き！　いつもは強いと感じる香りだけれど、今日は心地よく感じます。力強いけれど軽く、透明感、光が思い浮かびました。黄緑色の光が降り注ぐ感じ。

生徒B

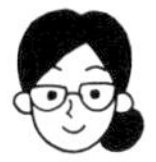

柑橘系なのにさわやかで好きな香り。カラーで言うならレモン色、水色。どんどん嗅ぎたくなる香り。イメージは初夏。嗅いでいるだけで、おなかが温かくなります。

生徒C

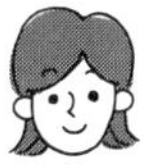

パッと浮かんだのは、おそばの薬味。おろし金ですりおろしたショウガの香り。足元と足首、足の裏がジワジワと温まってくるよう。

K

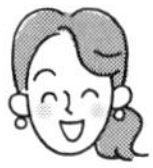

A、B、Cの中で一番好きだった香りはどれでしたか？

全員Cに挙手。

K

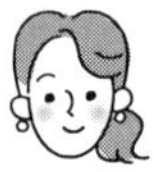

ジンジャーは人気が高いんです。いつも一番人気。今の時代を生きる私たちにはジンジャーが必要ということなんですよね。『根』のエネルギー。実は、根を張る力＝グラウンディング力が高まるほど、スピリチュアリティも高まります。自分のエネルギーを正しく世の中のために使っていくことができるようになるんです。みなさん、そこに目覚めてきているということなのでしょうね。

この回は、A、Bは種（実）から、Cは根から抽出した香りになります。

私は私のままで価値があると安心させてくれるCの香り…【ジンジャー】

これだけ抽出部位が根なので、成分もまったく違います。主成分のセスキテルペンは、酸化することで香りが豊かになっていくというユニークな特性があります。酸化というとイメージが悪いですが、酸素と触れ合うことで香りが熟成していくんですね。だから、セスキテルペン系の含有率が高いエッセンシャルオイルを、たった1年で捨ててしまうのは個人的には非常にもったいないと思っています。

さきほどムエットに垂らしたのは新しいジンジャーなのですが、熟成の進んだこちらの香りも試してみてください。香りが甘く、柔らかくなっているのが分かると思います。刺激やフレッシュさは無くなりますが、落ち着きや豊かさ、女性的な優雅さを感じさせてくれますね。私はエッセンシャルオイルを薬理作用重視で使うならフレッシュなもの、香り重視で使うなら熟成させたものと分けています。

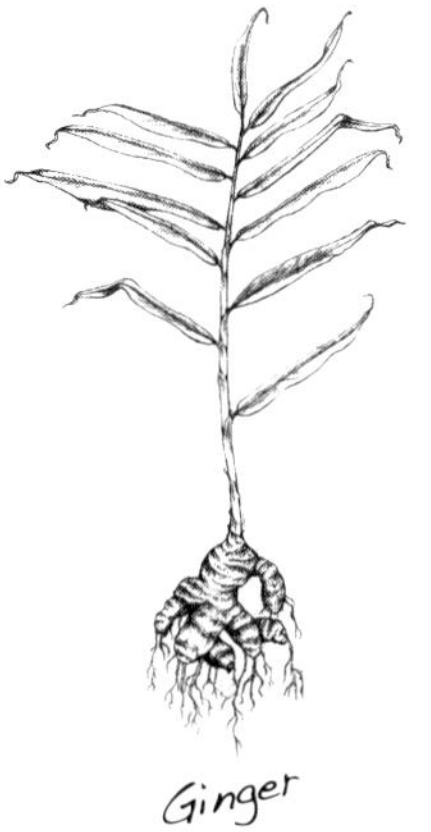

古代ギリシャ、ローマで活躍した医者であり植物学者、薬理学者でもあったディオスコリデスが書いた本草書「薬物誌（マテリア・メディカ）」は、西洋医学の基礎となっているといわれています。今から２０００年前の本がいまだに読まれているというのはすごいと思いませんか？　その中で、すでにジンジャーは消化促進剤として紹介されています。漢方では生姜（ショウキョウ）と呼ばれ、やはり古くから薬として活用されていますね。

ジンジャーの特徴は、この根の形です。塊のような形から感じる、どっしりとした安定感や一体感が香りの特徴そのままです。チャクラは私たちを支えるベースチャクラ、第1チャクラとつながります。キーワードはPeace of mind（安心）。存在することに対する安心感です。自分は存在しているだけで十分価値がある人間なんだという安心感を与えてくれる香りです。

第1チャクラは、この世に生まれ出て、へその緒を切られた瞬間から活性が始まるといわれています。「三つ子の魂百まで」ということわざがありますが、第1チャクラの活性期もまさに3歳まで。この時期というのは、自分では何も出来ないわけですよ。全てを誰かにやってもらえる。つまり、何もしなくても必要なものは全て与えてもらえるわけです。そういう無条件の安心感を体験する時期なんですね。

でも、その時期に例えば弟や妹が生まれると、両親の愛が一気にそちらに向いてしまう気がする。自分には誰も興味を持ってくれないような気になる。そこで、気を引くために一生懸命お母さんのお手伝いをして褒められようとしたり、わざといたずらして関心を集めようとしたりする。それが続くと、次第に自分は頑張ったり特別なことをしないと関心を持ってもらえないんだと錯覚してしまうことがあります。

そのまま大人になると、人一倍仕事を頑張ったり、自分という存在をアピールしないと、自分の価値を認めてもらえないのではないかという不安感に悩まされることになります。自分では気づいていなくても、知らず知らずのうちに、皆より頑張らないと……と思っている人、意外と多いんですよね。何も特別に頑張らなくたって、存在しているだけで十分に自分には価値がある、という安心感がほしい方に、ジンジャーはこの上なくいい香りに感じられるようです。

「わたしはわたしのままでいい。無理して頑張らなくてもいいんだ」という安らかな気持ちに導いてくれます。

【Information】

学名は*Zingiber officinalis*です。*Officinalis*には「薬用の」という意味があり、古代から薬効が高いと知られていたハーブにこの名がついています。

根茎のエッセンシャルオイルなので、グラウンディングの力が非常に強いですね。下半身を温めてくれるので、冷え性の方にオススメですし、行動力を高めるので頭で考えすぎてなかなか行動に移せない……という人にもぜひおすすめです。

水蒸気蒸留のジンジャーは、特有の辛み成分が蒸留されていないので意外と穏やかです。私がセラピーで使っているファファラ（スイス）のジンジャーは、とても甘く華やかで、フルーティーな芳香が特徴です。香水のベースノートに使うと、とても女性的で落ちついた香りに仕上げることができます。

性質は温めるエネルギーを持っています。**ジンジャーは甘みがあって女性的な香りなのですが、温める性質から陽のエネルギーを高めます。**ジュニパーやブラックペッパーほどではないけれど、温かい気持ちにさせてくれて、物事にチャレンジする意欲を沸き立ててくれます。

五行でいうと、根茎なので土の質。安心感や豊かさにつながります。

【身体作用】

神経のバランス調整に非常に有効です。自律神経を整えてくれるので緊張や無気力、情緒不安、神経過敏な時にいいです。ジンジャーは食べるものなので、胃腸機能の調整にも有効です。食べる欲求を湧かせるので、生きる気力も湧かせると覚えておいてください。ストレス性の食欲不振などにすごくよいですよ。

疲労感にも、ぜひ使ってください。ジンジャーは腎を活性するので、疲労困憊というよりも、ちょっと疲れたなというときにトリートメントで使うとリフレッシュできて、エネルギーの回復を実感できます。

去痰作用もあり、肺を温めるので、冷えすぎて痰が出る、カタル性の咳が出るときにもおすすめです。食べるショウガと一緒で、ぜひ寒い時期に活用したいですね。

【皮膚作用】

本によっては刺激があると書かれていますが、実は肌に穏やかです。皮膚細胞を修復してくれる作用があり、スキンケアにも使えます。

【心理作用】

安定、安心感の香りですね。自分の価値を見いだせない人に安心感を与え、私は存在するだけで十分に価値がある、ということに気づかせてくれます。さらに決断力。これは陽の質なのですが、頭にエネルギーが上がりすぎて「失敗したらどうしよう……」など考えすぎてしまって、なかなか一歩を踏み出せない人に。まずは自分が動かないと、現実は創られていかないんだ、という気づきと、行動のエネルギーを与えてくれます。

アロマの生徒さんは卒業前になると、こぞってジンジャーが好きになりますね。卒業したらアロマセラピーの道に進む！と決めていたはずなのに、不安でいっぱいになって一歩が踏み出せない。そういう人にジンジャーを使ってもらうと、「やっぱり私はアロマの仕事がしたいんだ！」という熱意を取り戻して、行動力に結びつく。今の時代、女性がとてもパワフルになってきて、思いを行動に移し、自分の人生を創り出す人たちが増えているので、ジンジャーの人気が高まるのもわかりますね。それから、**行動したいのに忙しかったり疲れていたりして、自分の中がエネルギー不足、という方にもピッタリです。**トリートメントで使うと、本当に元気を取り戻せます。

グラウンディングして現実をしっかり自分の足で歩むようになると、スピリチュアリティは高まるものです。目の前の現実は、紛れもない自分が創り出しているもの。自分がすべてを引き寄せているという感覚を研ぎ澄ませてくれます。だから、とても気分が良かったり、幸せを感じたりしていると、ハッピーな出来事がたくさん起こる。逆に気持ちがくさっていたり、誰かを妬ましく思っていたりしていると、イヤな事ばかりが起きる。波動の法則ですね。ジンジャーの香りは、前向きで力強いエネルギーを与えてくれるので、気分がとっても高まります。そんなとき、やっぱり目の前に起きることは……それは、実際にみなさんが体験してみてくださいね。

意外と知られていない、ジンジャーのオススメの使い方は、フレグランス。素晴らしいベースノートになります。一般的にはミルラやシダーウッドなど、少し男性的で、重い香りが使われることが多いのですが、ジンジャーは女性的な華やかさや甘さ、温かさを感じさせるベースとなります。フローラル系やシトラス系とも相性が良いので、フレグランスとして身に着けていると、先ほどお話ししたように、スピリチュアリティが高まります。目の前の景色が変わるんですね。自分が気分よく過ごしていると、よい出来事が起こりやすい。

それから、何かに迷っていて「どこかに答えはないかな」と意識して過ごしていると、偶然通りかかった書店の本のタイトルに、大きなヒントを見つけた、とか。

それは、目の前のことをしっかり見つめて、感じて、現実的になっているからこそ気づけること。そんな感受性を高めてくれるんです。

日々いろんなギフトを受け取って、さまざまなミラクルを体験しながら生きているのに、全然そこに気づいていない。もったいないですよね。そんな人、結構多いのかもしれません。ぜひジンジャーを使ってみていただきたいです。

そして、人生における役割に気づきたい人にもおすすめです。現実を生きる上での役割へのヒントがもらえるかもしれません。

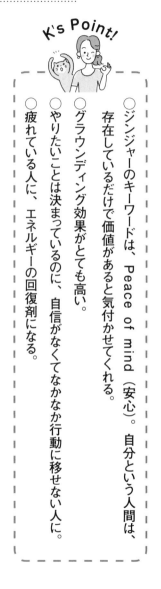

○ジンジャーのキーワードは、Peace of mind（安心）。自分という人間は、存在しているだけで価値があると気付かせてくれる。
○グラウンディング効果がとても高い。
○やりたいことは決まっているのに、自信がなくてなかなか行動に移せない人に。
○疲れている人に、エネルギーの回復剤になる。

Lesson 2

閉じたハートを開放する葉の香り

［ティートゥリー、ユーカリ・グロブルス、パチュリ］

2回目のレッスンでは、葉から抽出されるティートゥリー、ユーカリ・グロブルス、パチュリの3本のエッセンシャルオイルについての理解を深めていきます。まずはその特性についてご紹介しましょう。

【葉】のエッセンシャルオイルについて

植物においての葉の役割を考えてみましょう。

葉というのは、大気中の二酸化炭素を取り込み、いらなくなった酸素を吐き出します。その酸素を私たちが吸って、二酸化炭素を吐き出している。お互いに酸素と二酸化炭素を交換しあって、動物と植物は共生しているわけです。いってみれば、葉は植物の肺、呼吸器なのです。そんな呼吸器の役割を持つ葉のエッセンシャルオイルは、私たちの呼吸器に共鳴します。ティートゥリーやユーカリは、風邪をひいたときの呼吸器のケアに役立つことで知られていますね。

「呼吸」は、私たちが生きるために1番重要なものです。飲まず食わずでも数日は生きられますが、息を止められたら数分で死んでしまいます。その呼吸という行為は、体内の二酸化炭素（＝内側の古いもの、必要なくなったもの）を手放して、空気中の酸素（＝外界から新たに必要なもの）を取り入れるという行いが1セットになっています。

それは心に対しても同じこと。心の中に溜まっている古い思いを手放したら、新たに心の成長に必要なことが入ってくる、ということなのです。実際に、過去の思いを溜め込みすぎている人は、胸がつかえて苦しい、咳が出る、痰がからむ、声がかすれるなど、呼吸器系のトラブルを訴える方が多いです。まるで「胸の中に溜まっている、もう必要のないものを吐き出して」というメッセージのようですね。

魂のことをspirit（スピリット）といいますが、語源はラテン語のspirareだといわれています。これは「呼吸する」「息をする」という意味の言葉。いろいろなことを体験して、終わったことは手放して、また新しいことを受け取って、という繰り返しの中で魂は成長し、私たちはそこに生きる意味を見出すのではないでしょうか。

植物の葉は、たいてい緑色をしています。この緑色をチャクラに当てはめてみると、「ハートチャクラ」といわれるゾーンと重なります。ここは身体でいうと胸のあたりで、ちょうど肺がありますね。そこからも、葉のエッセンシャルオイルは、呼吸器に共鳴すると捉えることができます。

そして、このゾーンには心臓もあります。心臓は私たちが生きるために不可欠な血液を全身に循環させる器官。葉も光合成を行い、生きるために必要なエネルギー（糖）を循環させていて、機能が共通しています。葉には、心臓機能を整える強心作用もあるんですよ。

さらに「ハートを開く」という重要な働きもあります。ハートを開くというと、積極的に人と交流するとか、「私はこうです！」という自己表現の意味のようで苦手という人もいますが、そうではありません。植物は、生きるための栄養となる太陽のエネルギーを受け取るために何をしているかというと、シンプルに太陽に向かって葉を開いている、それだけなんです。自分から太陽に働きかけることはありません。

私たちのハートも同じこと。開いているだけでいい、ありのままでいればいいのです。そうすれば、成長に必要なことを自然と受け取ることができます。

植物が葉を閉じてしまったら太陽の光を受け取れず枯れてしまうように、私たちも心を閉ざしてしまったら成長できません。葉のエッセンシャルオイルには、成長を促す力もあるのです。

カウンセリングで「なにか悩みはありますか？」と尋ねても「ん〜、とくにありません」「お仕事、だいぶお忙しそうですが？」「でもそれは、みんな一緒だし……」と、あまりご自身のことを語らない方がいらっしゃいます。悩みは無いとおっしゃるけれど、なんだか引っかかるなぁ〜とスッキリしないままトリートメントに進み、マッサージベッドにうつ伏せで寝ていただくと……そういう方には、骨格に共通した特徴があるんです。

肩がグッと内側に入っていて、その影響で呼吸も浅くなっている。まるで胸の前で何か抱えているように、脊柱まで湾曲している方もいらっしゃいます。こういう方は、胸の内を打ち明けるのが苦手なように感じます。すぐに胸に抱えてしまう。自分の意見を言うよりも、周りとの調和を優先させて、「私が我慢すればいいんだから」と、胸にしまい込んでしまう。いつも穏やか、人の話をよく聞いてくれて、協調性もあって……一見「いい人」に見えますが、胸の内は本当の自分を抑えてフラストレーションが溜まっているので、自然と思考も内向きになってしまいます。子どもの頃から「協調性を大切にしなさい」と教育されてきたのかもしれません。人間関係のトラブルで、自分の意見を飲み込む癖がついてしまったのかもしれません。

いずれにしても、心地よい状態ではないですね。

こんなとき、私はエッセンシャルオイルの力を信じます。セラピストから「本当は胸にいろいろ溜め込んでいるのではないですか？」とか「自分を表現するのが苦手なんですか？」なんて言われたら、気分よくないですよね。傷ついてしまう場合もあるでしょう。だから、葉のエッセンシャルオイルを日常で積極的に使うことをお勧めするのです。きっと、ご本人も葉の香りが心地よく感じるはず。スキな香りを使うことの良さをたくさん伝え

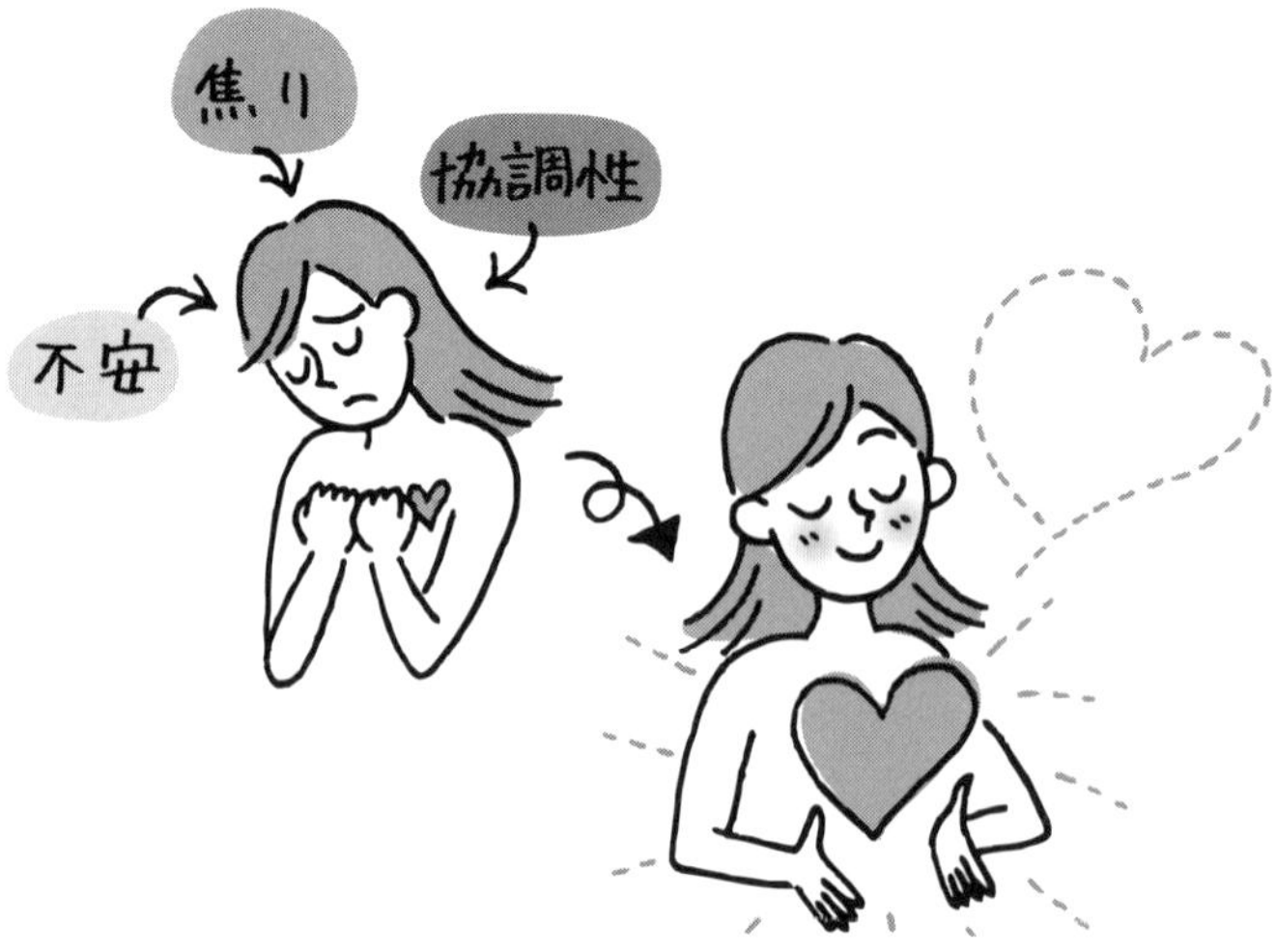

て、とにかく毎日使っていただく。すると、使うほど呼吸が楽になっていき、ハートも解放されていきます。胸の中に溜まっていた古い感情を手放す助けもしてくれます。セラピストがあれこれ介入するよりも、このような形でご本人が香りとしっかり向き合うことをガイドするセラピーのスタイルが、1番アロマセラピーの本質に近い気がします。

カラーセラピーでいうと、葉の色＝グリーンは「自己成長、学び、変化」の色と捉えます。ツル科の植物をイメージするとわかりやすいのですが、どんどん成長しますね。たとえ障害物があっても、それを巧みにくぐって伸びていきます。このように、成長する質がグリーンに象徴されるのです。

もっと**自分を成長させたい、高めたいという人は、どんどんグリーンのエッセンシャルオイルを使ってください。成長とは、古いものを手放して、新しいものを受け入れて……という循環を積極的に行っていくこと。それにより、人生の転換のサイクルも早くなります。**自分を成長させたいのに、考えすぎて足踏みしてしまって、目の前の景色が一向に変わらない方は、葉の香りがワクワクした気持ちを呼び起こし、新しい景色を見せてくれることでしょう。

人間は成長することで何を掴んでいくかというと、「自分らしさ」なのです。人生は自分らしさの発見の場ともいえます。カラーセラピーでのグリーンのキーワードは、〝真実の探求者〟。本当の自分らしさとはどういうことだろう。それを知るために、人生という名の冒険に出るのです。

カラーセラピーでグリーンを選ぶ人は、転職や引っ越しを繰り返す傾向にあります。魂がいろいろな経験をしたい人なんですね。どんなに周りから羨ましがられる職業に就いていても、そこから学ぶことが無くなった、これ以上いても成長はできないと感じたら、あっさり辞めることができるのがグリーンの質です。

葉のエッセンシャルオイルを理解する際、形状もポイントとなります。葉の形が広いものは、胸を拡張させて「受け取る」エネルギーを高めます。空気を吸い込みやすくなったり、人の好意を受け取りやすくなったり。一方、針葉系のものは、胸を収縮させて「手放す」エネルギーを高めます。息を吐き出しやすくなるし、胸の中のモヤモヤなど不要な思いを手放すのを助けてくれます。

広い葉の代表的なものは、ペパーミント、マージョラム、ユーカリなど。針葉の代表的なものは、ローズマリー、ジュニパー、ティートゥリー。香りを嗅ぎ比べてみると、同じように吸い込んでも、前者の方がずっと香りを吸い込みやすいし、後者のほうが吐き出しやすいというのを体感できますよ。

何かを受け取りたいときは広い葉の香り、何かを手放したいときは針葉の香りと覚えておいてください。この両方の働きが欲しいときはブレンドするとよいでしょう。難しい薬理作用など調べる前に、このように植物の形状から作用のヒントがもらえることもあるのです。

また、葉の形というのはほとんどがギザギザしていたり、先が尖ったりしていますよね。その形から、「刃物」や「武器」にたとえられます。葉のエッセンシャルオイルをたくさん使うということは、自分の中に武器をたくさん持つのと同じこと。では、何と戦うのかといえば……ウィルスや菌です。**葉のエッセンシャルオイルには、強力な抗ウィルス作用や殺菌作用があるので、結果的に免疫力を強壮してくれます。**

〈A：イメージングのシェア〉

K

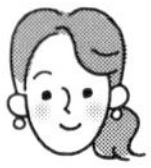

2回目のレッスンでは、葉から抽出されるエッセンシャルオイルを3種イメージングし、その感想をシェアして香りへの理解を深めていきますね。イメージングの際、何の香りかを当てる必要はありません。香りそのものを感じてみてくださいね。

まずは1つめ、Aの香りのイメージングに入りましょう。

生徒A

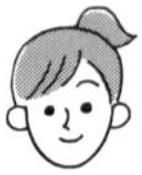

ちょっと癖のある香りで、知っている！というのが第一印象。花粉症の時、マスクに垂らしていたような。鼻腔から眉間、前頭葉に広がる香りでした。

生徒B

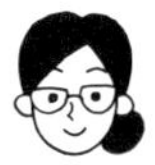

肺が澄み渡る感じだけれど、ちょっと強くて後ろにのけぞる感じ。広さをイメージさせる香りで、昔旅行で行った自然豊かなスコットランドを思い出しました。

生徒C

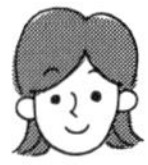

スーッとした針葉樹のようなイメージで、香りを嗅ぐうちに呼吸が楽になりました。胸が温かいと思っていたら、お腹から背中までそれが広がりました。最初は深い緑で、そこから赤、オレンジとなって最後にまた深い緑となって……わりと好きな香りです。

K

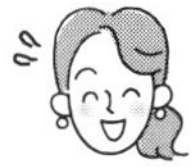

すごく解放感を感じて、呼吸が楽になり、肩の力が抜けました。正義感や「○○しなければならない」という思いはいらないな、と手放せて楽になりました。ただ、その後、頭が痛くなって、包丁で刺されているようなイメージもありました。

自分のハートに素直な選択をさせてくれる
Aの香り…【ティートゥリー】

ティートゥリーというと「殺菌」のイメージですが、実はメンタルにもすごく響く香りです。この香りは好き嫌いがハッキリ分かれますが、大好きと感じる方はたくさんいらっしゃいます。

学術名は*Melaleuca alternifolia*で、*Melaleuca*のmelasは黒、*leukos*は白を意味します。葉が深緑なのですが遠くからだと黒く見えます。逆に若い枝木は白っぽく見えるので、「黒と白」という名がついたそうです。

この姿が香りのヒントにもなっています。ティートゥリーが必要な人というのは、白黒はっきりしないと気が済まない人。言い換えると、気持ちにゆとりがないんです。そんなとき、**このオイルは黒か白かという二極を超えた視点を与えてくれます。**気持ちにゆとりを持たせ、白・黒を決めることに本当に意味があるのかな?という気持ちにさせてくれます。

先ほどのイメージングにも出てきましたが、「こうしなくてはいけない」と決めつけが

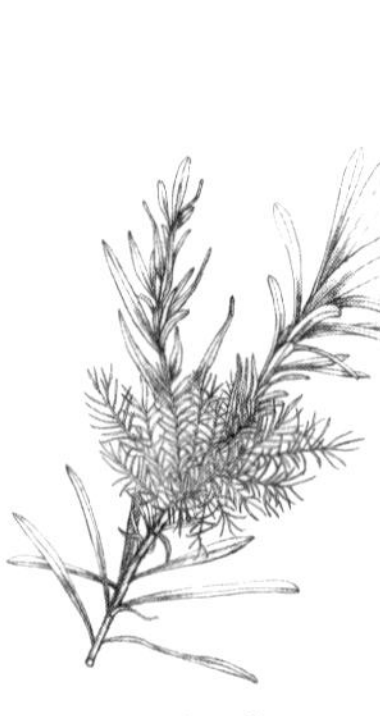

Ti-tree

ちだと、だんだんと苦しくなってくるんですよね。そうした息苦しさを浄化し、気持ちを楽にさせてくれる香りです。

物事というのは、白か黒かとジャッジするのが大事なのではなく、自分にとって大切な方、心地よいと思う方を選択することに意味があるのです。その選択を促してくれるので、何かに迷っている人にはとても頼りになる香りです。また、ティートゥリーには、強力な免疫強壮作用があります。それは肉体を強くするだけでなく、心やスピリットも強くするということ。だから、「本当はAを選択したい。でも、世間的にはBを選択した方が良しとされているから……」という迷いが生じたとき、心を強くして、自分のハートに素直な選択をさせる勇気を持たせてくれるんです。

殺菌、抗ウィルス作用に優れているので、私は風邪が流行る時期に「あれ……ちょっと喉が痛いな」と感じたら、すぐにティートゥリーを1滴手のひらに広げて、両手で喉を包むようにして塗布します。すると、いつの間にか喉の調子が戻っている。ティートゥリーの抗感染症作用のパワーを実感する瞬間です。ただ、調子に乗って1日に何度も塗布していたら、皮膚が乾燥してガサガサになってしまったことがあります。ティートゥリーは原液使用できると言われていますが、やはり使いすぎはいけません。皮膚刺激性や感作の報告も近年増えているので、気になる方は希釈して使用した方がよいでしょう。

五行でいうと、葉のオイルは「金」の質が強く、物事を昇華させる作用があります。温める質があるので「火」の質も持っていて、自己表現を促してくれます。本当の自分はこうしたいのだけれど、家族が許してくれないとか、周囲の価値観に自分をあてはめてしまって、本当の自分が見えなくなっている方にもおすすめです。本当の自分に気づくための転換期に使うと、力強い味方になってくれますよ。

【Information】

原液使用可能といわれていますが、皮膚刺激性のある1・8シネオールの含有量（オーストラリアの規定では15％以下）が多いものは、必ず希釈して使いましょう。使い過ぎると、皮膚が乾燥します。

【身体作用】

抗感染症作用では、エッセンシャルオイルの中で群を抜いてナンバー1と言われています。風邪やインフルエンザが流行る時期に、芳香やアロマバスで使用すると良いことは知られていますね。私はいつも無添加のボディ・ソープに数種類のエッセンシャルオイルをブレンドして使っていて、ティートゥリーは必ずと言っていいほど選びます。ほんの少し、うっすら香るかな、くらいで十分。こうして毎日使うものの中にティートゥリーを取り入れるだけで、本当に風邪をひかなくなりました。

他にも、空のペットボトルに水を入れて、中にティートゥリーを数滴。それを持ち歩いて、電車に乗ったときや外出先から帰宅したときなど、まめにうがいをするときに使っています。コップの水に1滴だと、ティートゥリーの香りが強すぎるし、残った水を捨ててしまうのがもったいない。ペットボトルにすれば1日に何度もうがいをしたいとき、うがいする分だけ使えるので、とても便利です。このように生活の中にちょっと取り入れるだけで、菌やウィルスからしっかりガードしてくれるので、とても頼りになります。

【皮膚作用】

殺菌作用にすぐれているので、傷や水虫などの皮膚トラブルに役立ちます。痒みを鎮める作用もあるので、虫刺されなどの炎症にも。ただし、使い過ぎると皮膚が乾燥するので気をつけてください。

【心理作用】

ティートゥリーといえば、先程も言った通り、強力な免疫強壮作用があります。それは**肉体・心・スピリットを含めたその人のすべてを強くするということ。**強くなるというのは、ゆとりができることでもあります。本当の強さがあれば、二極のジャッジに囚われることなく「どちらもＯＫ。価値観の違いだからね」と、ゆとりのある物事の見方ができるようになります。

セラピーでは、被害者意識に使います。「どうせ私なんて……」という人に、もっと心を強く持ってもらえるようにする香りです。たとえば、派遣先から紹介された仕事が向いていなくてストレスが溜まる。いつも私だけ嫌な仕事を押し付けられる。本当の私は、もっと違う生き方をしたいのに、周りが許してくれないと、置かれている状況を嘆くばかりで、自分から状況を変える勇気はない、という方に。目の前の現実を創りだしたのは、紛れもない自分自身であるという、1番大切なことに向き合っていませんし、向き合う勇気もない。確かに辛いですよね。その状況から抜け出したいのに、どうしたらいいのか分からないときというのは……。

でも、いつまでも気に入らないことを「人のせい」にしていたら、楽しい人生は永遠にやってきません。アロマセラピーに出合う前の私は、まさにこういうタイプだったので、今の私が当時の私をカウンセリングできるなら、まっ先にティートゥリーを勧めます（笑）。

こうした思いに囚われやすい方というのは、気持ちに弱い部分があったり、エネルギー不足の傾向があります。そこをしっかり守って、強くしてあげるのが得意な香りです。

心が繊細で、感受性が豊かな方の場合、周りから「こうしなさい」「ああしなさい」と言われてばかりいると、自分本来の価値観の上に他人の価値観をかぶせてしまって、本来の自分らしさを表現できなくなってしまいます。それでは当然、物事が自分の思うようには進まなくなりますね。それが被害者意識に繋がってしまうのですが、ティートゥリーは陽のエネルギーを持っているので、自分の価値観を信じる強さと勇気を与えてくれるのです。

周囲のエネルギーから自分を守る、サイキックプロテクターとしての役割もあり、繊細な心を保護したい、周りの人に疲れてしまったというときに使うと、バリアの働きもしてくれます。

こうしたメンタルケアの使い方をお伝えすると、「持っているけれど、殺菌でしか使えないと思っていました」という声をよく聞きます。肉体だけでなく、心にも、スピリットにも頼りになるティートゥリー。ぜひじっくり付き合ってもらいたい香りです。

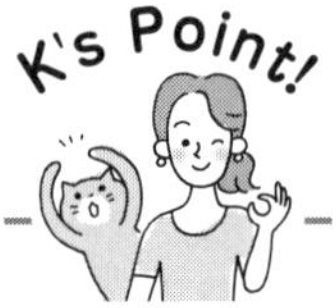

○ティートゥリーといえば、免疫強壮。身体だけでなく、心やスピリットのエネルギーも、強めたり高めたりしてくれる。
○なかなか自分の思うように生きられないという人に、心を強くして自分を信じる勇気を与えてくれる。
○原液使用できるといわれているが、皮膚刺激性や感作の可能性もあるので、気になる場合は希釈して使うこと。

〈B：イメージングのシェア〉

生徒A

ツンとしたさわやかさで、鼻がスッと通るような感じで、頭もクリアになっていく。ハートマークをつけるくらい、大好きな香りです。

生徒B

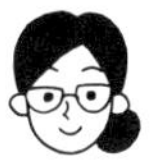

エネルギーが強くて、胸が広がる感じ。おなかも温まりました。涼しい風が吹いて、オレンジの楕円と青の風のイメージ。でも、あまり好きではないです。

生徒C

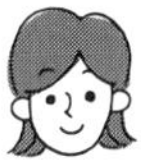

食後の胃を軽くしてくれる感じ。これも花粉の時期によくかいでいる香りのように感じました。でも、時間が経つと、鼻につくような苦手な香りに。

K

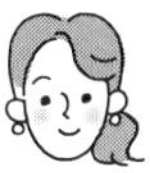

制限を一切取り払ってくれる香り。「夢は大きく持とう。希望は高く持とう」と、自分を引き上げてくれる香りでした。視野をぐっと広げてくれて心も体も開放的に♪

〝解放〟してぐっと視野を広げてくれる
Bの香り…【ユーカリ・グロブルス】

ユーカリは500種以上あり、その中の数種がエッセンシャルオイルになっています。今回ご紹介するのは、日本でもっともポピュラーなグロブルス種の香りです。タスマニアン・ブルーガムという名前の方が馴染みがあるかもしれませんね。野生のグロブルスは100mを越すものもあるというから驚きです。植物の中でもっとも背の高い木のひとつです。

その上方に生い茂る葉のエッセンシャルオイルなので、キーワードはopen（開放）。狭くなっている視野をぐっと広げてくれます。木の下であれこれ悩んでいても、木の上に登ってみたら開放的な空が広がっていて、「あんな小さな事で悩むのはやめよう」と心が広くなる。そんなイメージの香りですね。同時に「自由」にも気づかせてくれます。

ユーカリにはとてもユニークな性質があって、ひとつは「熱の木」と呼ばれること。オーストラリアは空気が乾燥しているため自然発火による山火事が多いのですが、その一因はユーカリの葉から放出されるテルペン。エッセンシャルオイルの成分ですね。アロマセラ

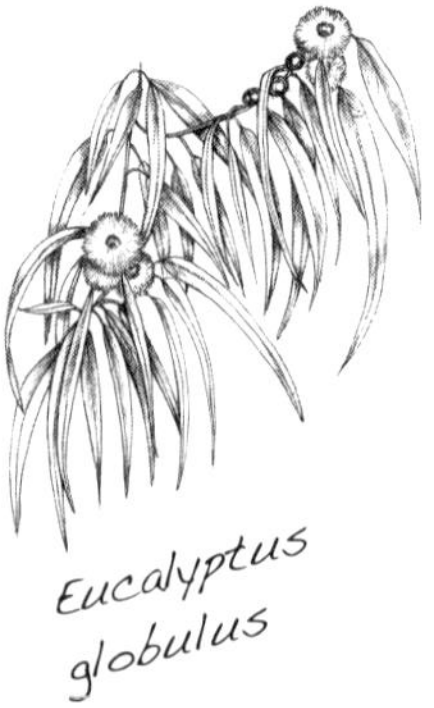

ピーを学ぶと、エッセンシャルオイルに引火性があることを学びますが、夏に気温が上がると葉からのテルペンの放出量が増えて、その濃度が高まったところに何かの原因で引火してしまうそうです。

でも、ユーカリは火がつくと樹皮がどんどん剥がれ落ちて幹に火が移るのを防ぎ、根から吸い上げた水分と養分のおかげで成長し続けることができる。さらに、火事の後の土地に雨が降ると、そこに新しい芽を出すという、とても賢い木なのです。

葉から出る芳香成分のアロマデンドレンとフェランドレンは空気中の酸素に接触するとオゾンを生み出します。オゾンには強力な殺菌作用や脱臭作用があるので、空気をクリーンにしてくれるわけです。

自然発火やオゾン生成など、ユーカリには古くなったものを強力に浄化して、クリーンで新しい環境を作り出す役目があるように感じませんか？

オーストラリアにある世界遺産の原生林はブルー・マウンテンズと呼ばれますが、これもユーカリの葉から出る芳香成分が紫外線に反応して、ブルーに見えることから名付けられました。

ブルー・マウンテンズというだけに、ユーカリはブルーに関わる第五チャクラを活性します。ここは喉に対応していて、真実の自分を語ることがテーマ。「自分に誠実に生きる」という学びのチャクラになります。ユーカリの葉自体も、青みがかった緑色をしています。五行でいうと、古いものを手放し、新しいステージに進む「金」の質を持っています。

【Information】

香りが強く、心臓を刺激する作用があるため、高齢者の方、妊婦さん、乳幼児、病中の方、高血圧の方には同じユーカリでも作用が穏やかなラディアタ種の方をお勧めします。また、皮膚刺激性もあるため、十分に希釈してから使用してください。

【身体作用】

「熱の木」と呼ばれるほど、熱性が強いのが特徴。そして乾燥させる力も強力なので、寒くて雨が降っているような日に痛む関節や神経の痛みと相性が良いです。同様に、冷え性でむくみやすい体質の方、気持ちが暗く落ち込みやすい、ジメジメしやすいという方にぜひ使っていただきたい香りです。心も身体もカラッと軽くなりますよ。葉のエッセンシャルオイルということで呼吸器のケアに使いますが、カタルや痰など、呼吸器に溜まった粘液を排出させる作用が優れています。喘息の方は、気道がむくんで粘液過多になっているので、ユーカリの香りを嗅ぐとみなさん「呼吸が楽になる！」とおっしゃいます。家で芳香するなど、上手に取り入れてみてください。

【皮膚作用】

細菌の繁殖を抑える働きがあるので、膿をもつ傷などによいでしょう。殺菌作用、抗ウィルス作用に優れていますが、皮膚刺激性があるので必ず希釈してから使ってください。

【心理作用】

胸を開放する香りなので、ふたをしてしまった心を開かせてくれます。辛かった感情をなかったことにして、胸の奥にグッと押しこめているような人におすすめです。

過去の感情を手放さずに溜め込んでいると、細胞はずっとそれを記憶したままだから苦しいんですよね。頭にきたことや悲しかったことは、その都度、誰かに話しを聞いてもらったり、ノートに書いたりして発散させることが大切。「すごく悔しかった！」「頭にきた！」

とそのときの気持ちを素直に表現するだけで、そうした思いは胸の中から離れていくんです。

ところがそれを「人に感情的な部分を見せるのはイケナイこと」と理性で片付けようとすると、行き場のない感情が胸に刻まれていく。そして、胸の中がいっぱいになったとき、感情をコントロールできなくなってしまうのです。

ユーカリは責任感の強い人が必要とする香りでもあります。たとえば、仕事でミスを連発する部下がいるとします。ミスを見つけた時、「あなたのミスが、他の人の仕事に影響するから気をつけて」と本人にハッキリ言うことができたら、精神的にきっと楽になるでしょう。でも、「部下のミスは、上司の私のミスだから……」と抱え込み、部下のミスを被って自分で処理をする。そして部下にも平静を装って「大丈夫よ」としか言えなかったとしたら、どんどんフラストレーションが溜まっていきます。

その状態が続くと、胸にプツプツと赤い発疹が出る方もいます。それだけ胸に溜め込んでいるというサインのようです。「このプツプツ、なんでしょうね？　ニキビではないし……」と相談される方に、「胸に何か溜め込んでいることはないですか？　言いたくても言えない怒りとか」と言うと、「あっ……」と。思い当たることがある様子です。

ただ、何でもかんでも言いたいことを言っていいというわけではないので、胸に溜まった鬱憤を発散したいとき、ユーカリの香りを試していただきたいですね。この香りを深く吸い込むと、胸のすみずみまでクリーンナップされる感じ。とってもリフレッシュできるのです。

責任感が強い方の話を聞いていると、自分で自分を檻に閉じ込めてしまっている人が多い気がします。たとえば、お子さんを持つお母さん同士が集まって「今度の土曜日に、ランチを食べに行こう」という話が出ても、「土曜日は、パパも子どもたちも休みだから」と即答し、断ってしまうタイプの方。家族に聞いてみたら「行ってらっしゃい、楽しんでおいで」と快く言ってくれるかもしれないのに、家族が全員集まるときは、必ず家にいなければ、という意識がいつの間にか根付いているケースですね。

ほかにも「仕事の疲れで身体がだるい。今日は残業しないで帰って休みたいな」と思っているのに、職場の人がみんな残業していると、自分だけ早く帰れなくて無理をしてしまう、というケースもよく聞きます。

こうした責任感の強さが、気付かないうちに自分を狭い檻の中に閉じ込めて苦しめている。**息苦しい感じ、身動きが取れない感じがしたら、ぜひユーカリの香りで自分を檻から**

解放してあげてください。視野が広がって、もう少し肩の力を抜いて、自由を楽しんでみようかな、という気持ちにさせてくれますよ。

Eucalyptusというのは、少し変わった名前だと思いませんか？　諸説あるのですが、Euは「井戸、良い、美しい」、Calyptusは「覆う、ふた」という意味だそうです。「井戸にふたをする」という言葉のように、ユーカリの蕾はしっかりふたをしたボールのような形をしています。学名の*globulus*は、「球形の」という意味で、やはり蕾の形に由来するようです。

花は、「自分らしさの表現、歓び」という質を持っています。ユーカリはそこにがっちりふたをしてしまっている。責任感でいっぱいになり、自分らしさ

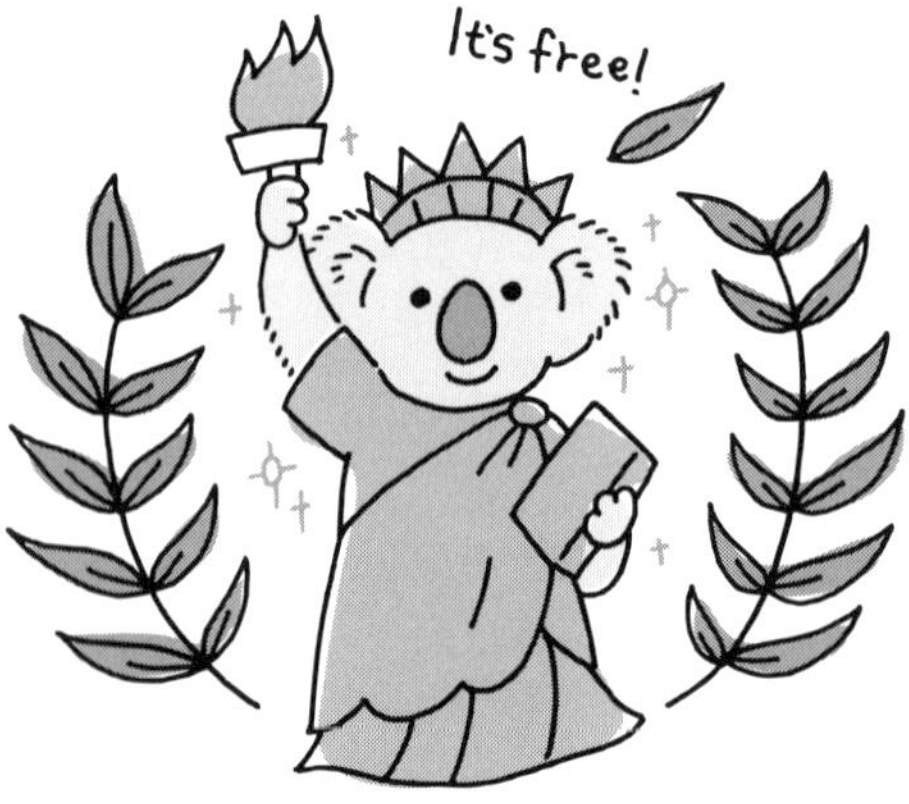

を楽しむ、生きることに歓びを見出すなんてムリ！と頑なになっている人を見ているようです。

ユーカリの香りは、胸を開放させて過剰な責任感を手放してくれます。そして、新しい価値観や視野を呼び込み、クリアなハートで自分に正直に生きる心地よさを教えてくれます。

「スピリチュアリティを高めて、自分が本当に望む人生を歩もう」という時代の流れになっていますが、「自分に正直になることがコワイ」と感じる人も多いと思うのです。そういう方にも使っていただきたいですね。

少しずつでも、古い価値観を手放して、新しい意識へと入っていくことに慣れていくことで、いつか必ず自分が望む生き方ができるようになります。

K's Point!

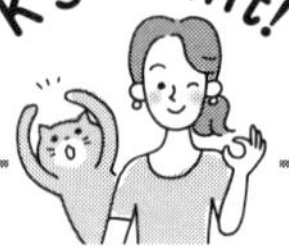

○小さいことでくよくよ悩むのがバカらしくなるくらい、開放感に溢れたスケールの大きな香り。

○責任感が強く、自分で自分を檻に閉じ込めてしまっている人に。

○怒りやストレスを胸に溜め込んでしまい、苦しさを感じる人に、心を開放してくれる。

○自分を信頼し、正直に生きる勇気と強さを与えてくれる。

〈C：イメージングのシェア〉

生徒A

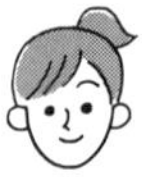

重くて沈む感じ。濃くてポテッとしたイメージ。落ち着いて眠くなる、ベトナムっぽい香りだなと思いました。

生徒B

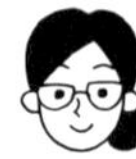

重い感じで、墨汁のような黒いしずく。あまり好きではないのですが、何か教えてくれそうな気がして、もう少し嗅いでいようと思いました。でも、腰が重くなる感じがして、その後はあまりイメージが出てきませんでした。

生徒C

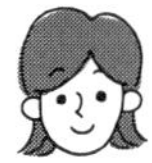

ドーンとグラウンディングさせてくれる、好きな香り。コケっぽい、日蔭、日本家屋の押し入れの中のような香り。色は茶色と水色が浮かびました。茶色が上で、水色が下のイメージです。

K

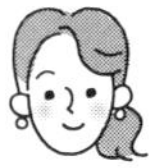

過去が次々と思い浮かび、人と向き合えなかった昔の弱い自分を思い出しました。でも、今はそんな過去もすべて受け入れることができる。大人になった自分に気づけた感じです。今の私と向き合わせてくれる鏡のイメージでした。

心身ともに疲れ切ったときのケアに
【Cの香り：パチュリ】

イメージングにもあったように、墨汁の香り付けに使われていた香りです。シソ科のハーブなのに、どうしてこんなに重たい香りなのかというと、葉を刈り取った後に乾燥、発酵させてから蒸留するからです。これは洋酒の作り方と同じで、時間が経つほどに香りが豊かになっていきます。一般的なエッセンシャルオイルの消費期限は開封後1年といわれますが、たった1年ではパチュリの香りの本当の素晴らしさは引き出されないように思います。

薬理効果ありきで考えると、たしかに1年過ぎたら使わないほうが良いのかもしれません。でも、純粋に「香りを楽しむ」という点でいうと、私の経験では使い始めて8年くらい経過したパチュリの香りからは、言葉で表せないほどの深みと豊かさを感じました。あの香りはいまだに忘れられません。この香りを嗅いだ誰もがパチュリの香りの虜になって、「こんなにステキな香りだったなんて！」と感動したほどです。ただ、それを過ぎたら酸

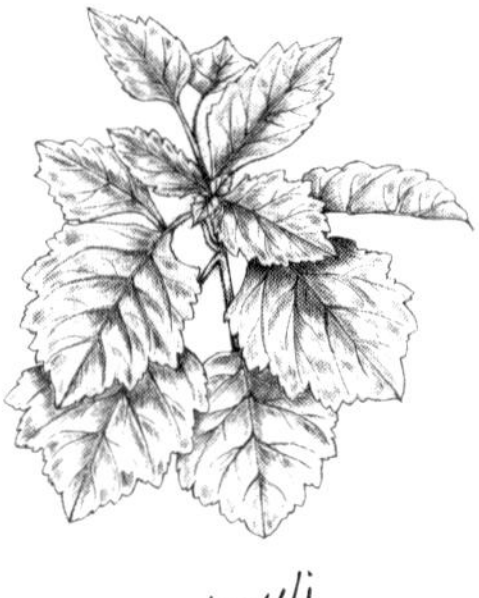

化臭の方が強くなってしまい、やはり香りにもピークはあるのだと知りました。

キーワードは、Grounding（グラウンディング）。地に足をつけ、現実的な思考に結びつける効果が非常に強いですね。土のような深く落ち着いた香りから、私たちに本当の豊かさというものを思い出させてくれます。心身ともに疲れ切ったときは、エネルギーの回復剤にもなるし、生きているという感覚を取り戻させてくれます。

パチュリ自体、土が肥えていないと育たないハーブなので、肥沃な土のエネルギーをグングン吸い上げて成長していきます。土のエネルギーが沢山詰まったハーブなので、五行でいうと、やはり「土」の質が強いということになります。

【Information】

個性的で、なおかついつまでも残る香りなので、使用する際はTPOを考えましょう。トリートメントオイルにパチュリを入れると、そのときに使ったリネンや服などにずっと香りが残ります。この香りは好き嫌いがハッキリしていて、苦手な方には鼻につく香りなので気をつけてください。

【身体作用】

ストレスから逃れるため、つい食に走ってしまう人に。過食を抑える香りとして有名ですね。パチュリのグラウンディングのエネルギーが自分を客観的に見つめさせて、「食で一時的に満たされたような気分になっても、状況は何も変わらないんだ」ということに気付かせてくれます。

また、精神的なプレッシャーや働き過ぎによる疲労といったストレスが続くと、情緒安定に関わるセロトニンというホルモンが分泌不足になってしまうのですが、**パチュリの香りにはセロトニンを分泌させる働きがあるので、忙しい現代人には必要な香りといえます。トリートメントで使うと、土を思わせる豊かで落ち着いた香りが深いリラクゼーションを味わわせてくれて、時間に追われる慌ただしい日常を忘れさせてくれますよ。**

むくみやセルライトなどのうっ滞にも効果的です。心や身体に溜め込んでいた古いもの、必要でないものをすっきりと排出させて、「今」という現実にしっかり立たせてくれる。グラウンディングすることで、肉体に意識を集める効果もあります。「あれをしなくちゃ、これもやらなくちゃ」と、先のことで頭がいっぱいな人の助けとなる香りです。

【皮膚作用】

この香りがスキであれば日常のスキンケアに取り入れるとよいでしょう。皮膚細胞を再生させる働きがあります。ただし、香りがとても強いので、朝のスキンケアにはあまり適しません。夜、お休み前に使うことをお勧めします。

【心理作用】

五行でいう「土」の質が強いところがポイントで、頭に上がったエネルギーをぐっと足元に下ろす、グラウンディング力がとても強いです。そのため、いつも頭で考えすぎてしまう人におすすめです。

不安感や恐れが湧いてくるのは、自分を信頼していないからなんですよね。周りの価値や評価に重きを置いている限り、不安や心配、恐れというのはぬぐえません。そんなときにこの香りを使うと、自分の足で、自分の価値観で生きる方向へと導いてくれます。

グラウンディングするほどスピリチュアリティは高まるので、自分に必要な情報がすぐに入ってきたり、インスピレーションが湧いたりしやすくなります。それが自分本来の感性なんですね。**感性を理性で封じ込めて生きてきた人は、自分の直感を信じられず、世間の情報や価値観に振り回されることになる。私たちは、もっと自分の感性を高めて生きていく必要があります。**そのためには、逆説的ですが、グラウンディングする必要があるということですね。

非常に繊細なタイプの方にもお勧めです。感受性が豊かで、周りの人のエネルギーに敏感。イライラしている人が隣にいるだけで落ち着かなくなってきて、「私が何か気に障るようなことをしたのかな」と心配になってしまう。こういうタイプの方が社会に出て環境が合わなかったりすると、何もしていないのにエネルギーを過剰に消耗してしまい、とても疲れやすくなります。上手にパチュリの香りを使って、心身のケアをしていきましょう。

第一チャクラにつながる香りでもあるので、「存在するだけで私は十分価値のある人間だ」「自分の選択はすべて正しい」という大きな安心感を与えてくれます。本当の豊かさを教えてくれる香りだといえますね。

豊かに生きるとは、さまざまな体験を通して、喜怒哀楽すべての感情を味わうこと。楽しい思いは良くて悲しい思いは必要ない、なんてことはなく、どんな感情も平等なんです。それをしっかり受け止める現実に根ざした感受性を、パチュリが育んでくれます。

たとえ他者から見るとつらい体験だとしても、本人がグラウンディングしていれば、それを自分に必要な体験として正面から受け入れることができるはずです。

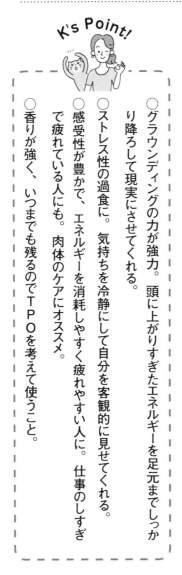

○グラウンディングの力が強力。頭に上がりすぎたエネルギーを足元までしっかり降ろして現実にさせてくれる。

○ストレス性の過食に。気持ちを冷静にして自分を客観的に見せてくれる。

○感受性が豊かで、エネルギーを消耗しやすく疲れやすい人に。仕事のしすぎで疲れている人にも。肉体のケアにオススメ。

○香りが強く、いつまでも残るのでＴＰＯを考えて使うこと。

Lesson 3

その人だけの個性を引き出す花の香り

【イランイラン、ジャスミン・アブソリュート、ローズ・オットー】

3回目のレッスンでは、イランイラン、ジャスミン・アブソリュート、ローズ・オットーと、3種のエッセンシャルオイルについての理解を深めていきます。まずは花のエッセンシャルオイルの特性についてご紹介しましょう。

【花】のエッセンシャルオイルについて

「花の絵を描いてみて」と言われたら、私たちは上が花で、下が根。花は必ず「頭の部分」に書きますね。つまり、花は私たちの頭部に重ね合わせることができます。

また、花は、その植物の個性を一番表している部位です。たとえば「バラを思い浮かべてください」「チューリップを描いてみてください」と言われたら、まず最初に浮かぶのは花の部分でしょう。根や茎がまっ先に思い浮かぶという人は、あまりいないと思います。

私たちが友達を思うときも、やはり、顔を思い浮かべませんか？　その人の手とか膝を思い出すということは、そうそうないでしょう。つまり、**私たち人間の個性を一番表している部位も頭部＝顔なんですね。顔には、その人の性格や生き方がよく表れます。**

花は開くことで個性が表れる。そして、花はどれも美しい。そんな花のエッセンシャルオイルは、私たちのそれぞれの個性と魅力を開かせる助けとなります。自分をうまく表現できない、自分らしさが分からない、自分の個性に自信がないという人も、花のエッセンシャルオイルを使ってみてください。その人の生まれ持った個性や魅力が引き出されるは

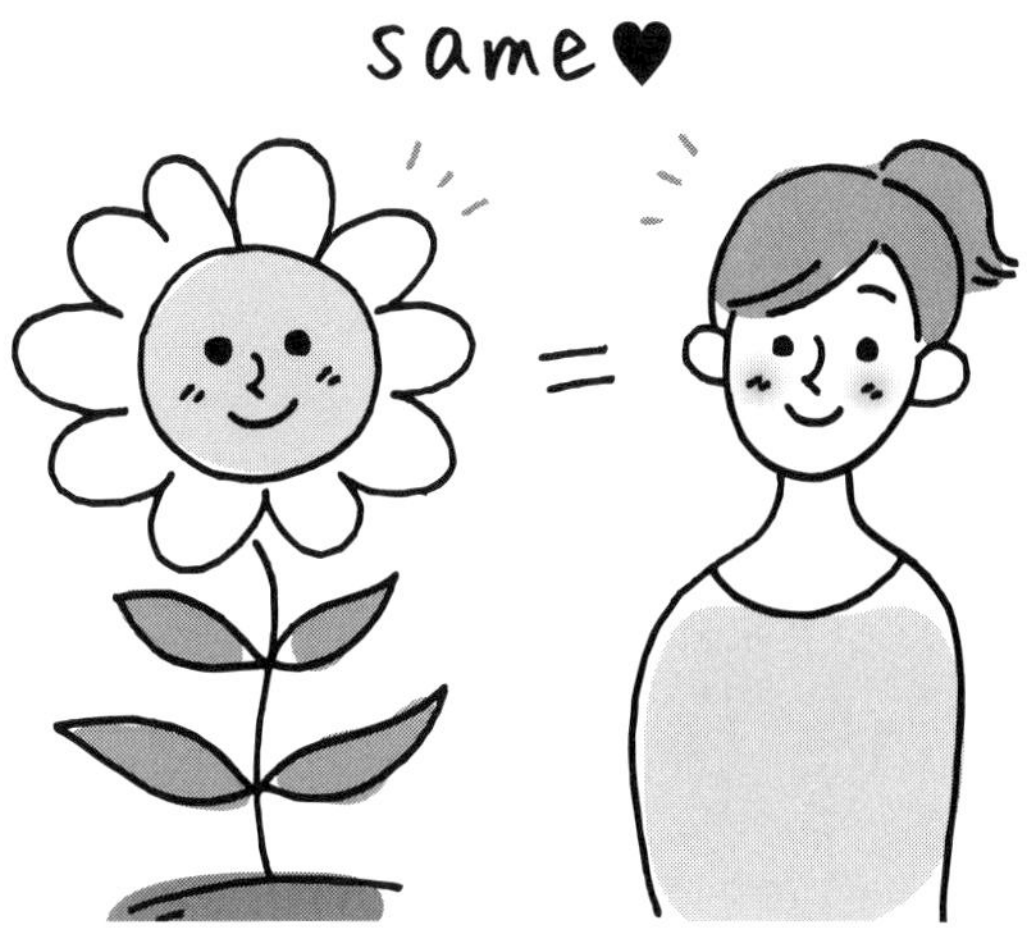

ずです。

私は、アロマセラピーと出合って、これを一生の仕事にしたい！と決心したときに好きになったのがシダーウッドやミルラの香り。そこからずっとアロマセラピストになるための勉強を続けていて、傍らにはいつも木や樹脂のエッセンシャルオイルがありました。これらは、自分の決心を固めて軸を作ってくれる香りです。当時は、エッセンシャルオイルが人の意識やスピリットに働きかけることに気づいていなかったのですが、知らず知らずのうちに、ちゃんと自分にピッタリな香りを選んでいたわけですね。

アロマセラピーは、植物のエネルギーを自分自身に融合させていくということ。だから、ただ闇雲に行うのではなく、**エッセンシャルオイルに何を求めるのか？　私がどうなりたいのか？を意識して香りを選ぶことに意味があります。「美しくなりたい。個性的になりたい」という方は、花のエッセンシャルオイルを使ってみてくださいね。自分でも気づいていなかった魅力が引き出されるでしょう。**


続いて、花は人の頭部にあたるので、脳にも作用します。花のイメージは、男性的というより、女性的ですよね。陰陽の質で捉えたら、花は女性的、つまり陰のエネルギーを持ちます。自然界でいうと静かな夜のエネルギー。脳をリラックスさせ、物事を受け入れる落ち着きと穏やかさをもたらしてくれます。

社会で活躍している女性の中で、日々忙しさに追われ、男性と肩を並べて緊張感の中で仕事をしている方は、男性性、つまり陽のエネルギーが常に高まっているといえます。いつもイライラしている、神経が高ぶってよく眠れない、常に焦ってしまう、という方は、自分の中の陰陽のバランスを整えるためにも、仕事とプライベートのオン・オフの切り替えに、

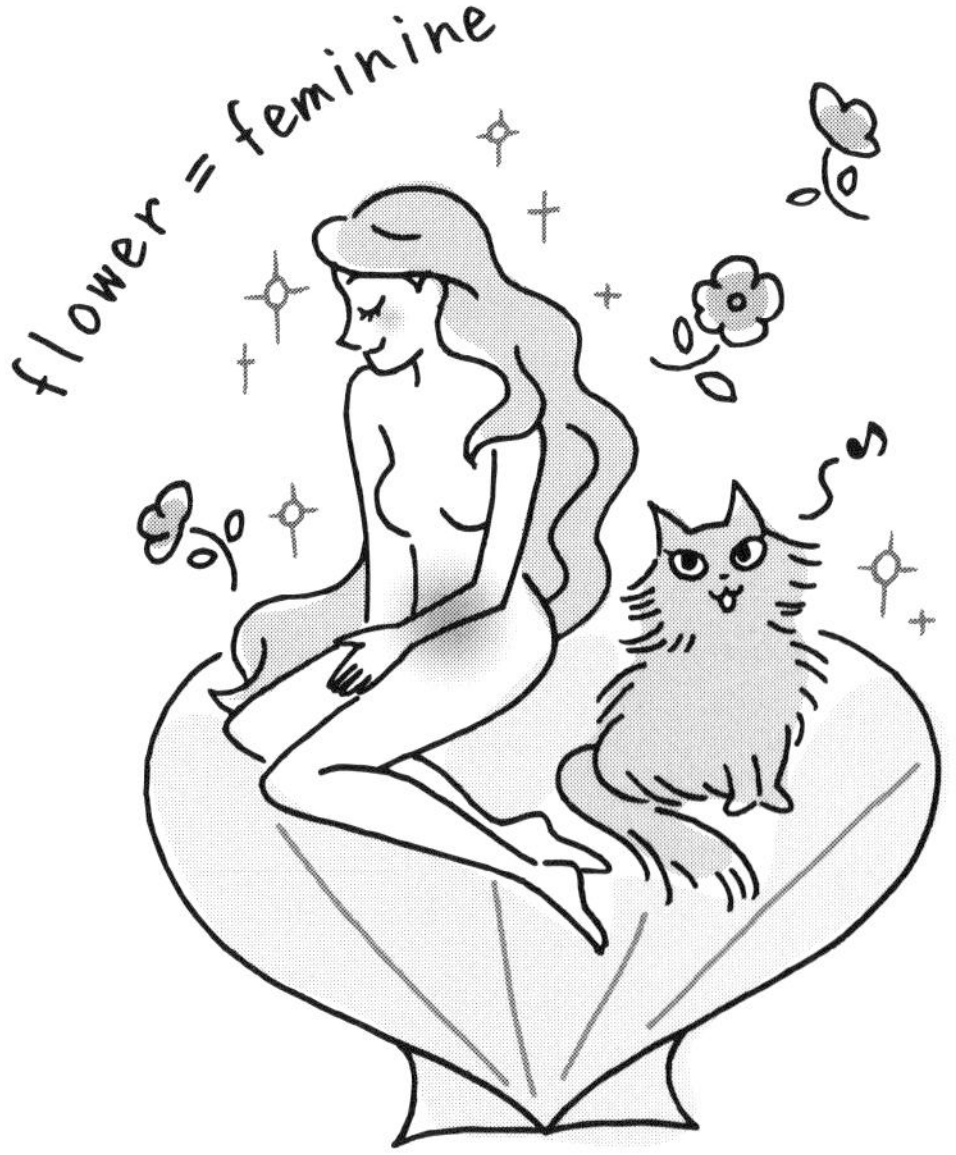

花のエッセンシャルオイルを使うことをおすすめします。

花の役割についても考えてみましょう。

花にはおしべとめしべがあって、受粉して種を作ります。つまり、花は植物の生殖器官。そのため、花のエッセンシャルオイルは私たちの生殖器官にエネルギーを与えてくれます。月経トラブルや更年期などの悩みに対し、穏やかにバランスをとり、本来の状態に整えてくれるというわけです。逆に、妊娠すると花のエッセンシャルオイルが子宮に刺激を与える恐れがあるため、妊娠期は禁忌となっているものが多いですね。

チャクラで捉えると、生殖器がある部分は第2チャクラと重なります。第2チャクラのメッセージは「人生とは歓びである」。花のエッセンシャルオイルは、〝私〟という個性を十分に発揮しながら人生を楽しむパワーを与えてくれます。

〈A：イメージングのシェア〉

K

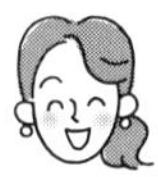

3回目のレッスンでは、イランイラン、ジャスミン・アブソリュート、ローズ・オットーと、3本のエッセンシャルオイルをイメージングし、それをシェアして香りへの理解を深めていきます。
自分は何を感じるのか？が大切なので、主観で捉えて下さいね。
まずは1つめ、Aの香りのイメージングに入りましょう。

生徒A

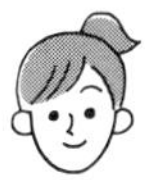

夜のイメージで、紫と黄色の明かりを飛ばしている様子の女性が出てきました。
香りが身体に入りにくくて、鼻の頭でとどまった感じ。
メッセージは「ありがたく感じなさい」でした。

生徒B

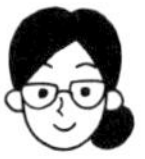

あまり好きではなかったのですが、濃いピンクの花びらがたくさん浮かび、クレオパトラのような古代の女性が宮殿の中にいるイメージ。まったりとした空間に優雅な時間が流れていました。

生徒C

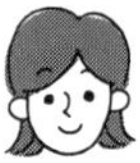

濃い青色の海があって、その近くに赤い花がたくさん咲いている。見晴らしの良い高台から、江の島を眺めている感じでした。

K

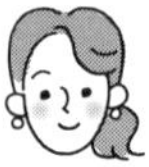

紫の薄いベールが風に揺れていて、その先が見えない。すると「見えなくていいんだよ」とメッセージが。最近サードアイが活性されすぎて、疲れているのを思い出すと、第3チャクラがある胃のあたりにエネルギーが集まり、頭が休まるのを感じました。

「魅力」や「個性」を発揮できるようになる Aの香り…【イランイラン】

この香りは好き嫌いがはっきり分かれます。でも、ずっと苦手な香りだったのに、突然大好きになったりすることも。その方がいるステージや心の状態で、好き嫌いが変化する香りといえます。

イランイランは花の形がとてもユニークです。香りだけ嗅ぐと、ゴージャスで派手な感じの花を思わせますが、実際はバナナの皮が垂れ下がっているような脱力系。だからこそ、ちょっとした風にも身を委ねて、ユラユラと花を揺らすことで香りを100mも先まで飛ばすことができるといわれています。まるで「リラックスして流れに身を委ねていたほうが、魅力や個性を広く表現できるよ」と教えてくれているかのよう。香りのテーマは、「肩の力を抜く、リラックス」です。

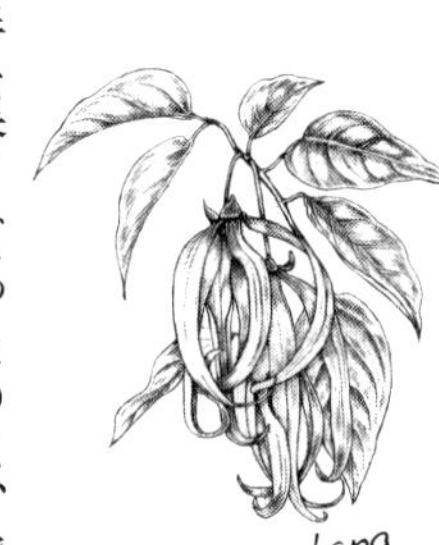
Ylang-ylang

黄色という花の色もポイントです。白や紫のイランイランもあるようですが、香りは黄色のイランイランが最上級だそうです。これは第3チャクラの色で「自我」を表します。

ずっと会社のため、家族のためと自分のことよりも他者を優先させて生きてきた人が、「私の本当の幸せってなんだろう」と、自分中心に人生を見つめ始めたとき、不思議とイランイランの香りが心地よく感じるものです。ずっとイランイランの香りが苦手と思っていた人が、急に大好きになったときは、長く勤めていた会社を退職した、子育てが一段落したなどのタイミングだったりするのです。

また、イランイランが必要なのは、真面目で、つねに自分の力で状況をコントロールしなくてはいけないと恐れている人です。そういう人に、**「流れに身を任せていい。全部自分で解決しようと思わなくて大丈夫」と教えてくれる香りです。**

これまでイランイランをよく使ったクライエントの多くは、パニック障害の方でした。電車に乗れないとか、突然、不安が襲ってきて気持ちが落ち着かなくなったなどというとき、この香りを嗅ぐととても楽になるそうです。

そういう方々というのは、身なりもきちんとしていて、子育ても、仕事も完璧にこなそうと頑張ります。「いつもきちんとしていなくては」「私がしっかりしなくては」「疲れていても休んではいけない」と、真面目な性格ゆえに自分をコントロールしすぎるあまり、限界に達して今度は自分自身を全くコントロールできなくなってしまう。パニック障害は「自分をコントロールし過ぎているよ」というサインなので、そういう場合にも、イランイランは流れに身を任せる大切さを教えてくれます。

「みんなにとって完璧じゃなくていい。肩の力を抜いて、私らしく自然に生きたい」そんな気持ちに寄り添ってくれるのがイランイランです。

五行でいうと、自分らしさを表現させる「火」の質を持っています。

【Information】

香りが強いので、高濃度で長時間使用すると頭痛や吐き気を感じることがあります。低濃度、短時間での使用を守ってください。

【身体作用】

花＝陰のエネルギーを持っているので、リラックス、鎮静という特徴があります。パニック障害の方が好まれるのも、納得できます。速すぎる呼吸や心拍をゆっくりにして、神経をリラックスさせる作用があるので、緊張して眠れないという方にもおすすめです。

【皮膚作用】

日常のスキンケアに使えますが、まれに発疹などのアレルギー症状を引き起こすことがあります。1度使っただけでは何もないけれど、毎日使い続けていると数日で発疹が出る、というケースも。万が一、発疹が出たら使用を中止してください。

【心理作用】

陰のエネルギーを高めてくれるので、気持ちを深く落ち着けてくれます。ところで、**不安や焦り、イライラなどの感情は、その状況を「自分ですべて把握したい」「コントロールしたい」「予想通りにいかなかったらどうしよう」という思いから生まれることもあります。そんなとき、イランイランは肩の力を抜いて、流れに身を委ねることを思い出させてくれます。**何でも自分で管理しないと気がすまない、心配で仕方ないという方は、ぜひイランイランの力を借りてみてください。

また、私たちは、会社では上司や○○担当、家では奥さんやお母さんといった「役割」を担って生きています。それは心理学用語で「ペルソナ（仮面）」と表現され、その場その場で役割の仮面をつけているのです。社会の中で生きる上で、それは大切なこと。

ですが、たとえば責任感の強い人が「リーダー」というペルソナをつけて仕事をしているとします。仕事を離れたらそのペルソナを外してよいのに、責任感の強さからずっとリーダーのペルソナを外さない。家に帰っても、休みの日も仕事のことで頭がいっぱい。そうなると、ペルソナをかぶっている自分が本当の自分のように錯覚してしまい、本来の自分を見失ってしまいます。「人生に歓びや楽しさを見出だせない」「自分らしさって、なんだっけ？」――そんな苦しさを感じたら、イランイランに手を伸ばしてみてください。

この香りは、**自我の解放というテーマ**があります。常にこの香りが好きというより、急に好きになったり、嫌いになったりする人が多く、**急に好きになったときは「本来の自分を中心にした生き方や考え方をしたい！」というサイン**です。

ずっと子育て中心の生活だったけれど、お子さんが一人暮らしを始めて自分の時間が持てるようになった。会社のために一生懸命頑張っていたけれど、身体を壊して辞めることになった――そういうときにイランイランを好きになる方が多いようです。「自分を中心に考えて生きたい」「強すぎる責任感を手放したい」という思いが出てきている方々に、ぜひおすすめしたい香りです。

◯イランイランのテーマは「肩の力を抜く」。脱力系の香り。
◯この香りは、常に好き、というより急に好きになったり嫌いになったりする。
◯この香りが好きになったときは、自分中心に物事を考えたいとき。自分の個性や生き方を、じっくり考えさせてくれる。

〈B：イメージングのシェア〉

生徒A

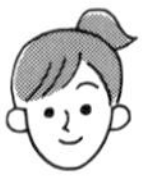

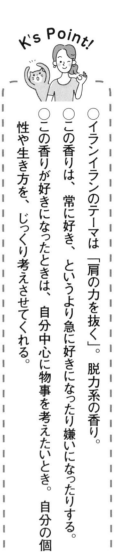

ピンクの花の周りで蜂が飛んでいる春のイメージ。とても好きな香りです。体全体がピンクに変わるようで、足元が温かくなり、気分が軽くなりました。

生徒B

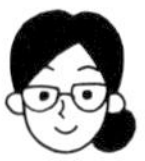

まったりとした空間。でもあまり好きではなく、自分とは遠い世界のような感じでしたが、時間をかければ受け入れられそう。自分が憧れている空間なのかもしれません。なぜか砂金が思い浮かびました。

生徒C

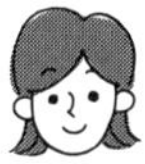

北海道の実家の近くにある山が遠くに見えて、その前に大粒の黒いブドウがグレーの木箱にいっぱい入って並んでいる。一口食べるとみずみずしく甘くて、その甘さと水分に包まれて喜んでいる自分を感じました。すごく好きな香りでした。

K

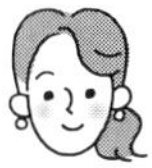

雄大な大河にピンク色の水が流れ、そこに陽がさしてオレンジやゴールドに見えました。その川を一人用のボートにのって、流されていくイメージ。温かさと強いエネルギーを感じ、自分をもっと表現したいという気持ちを高めてくれる香りでした。

女性性と男性性を統合し、「個性」を極める香り

Bの香り…【ジャスミン・アブソリュート】

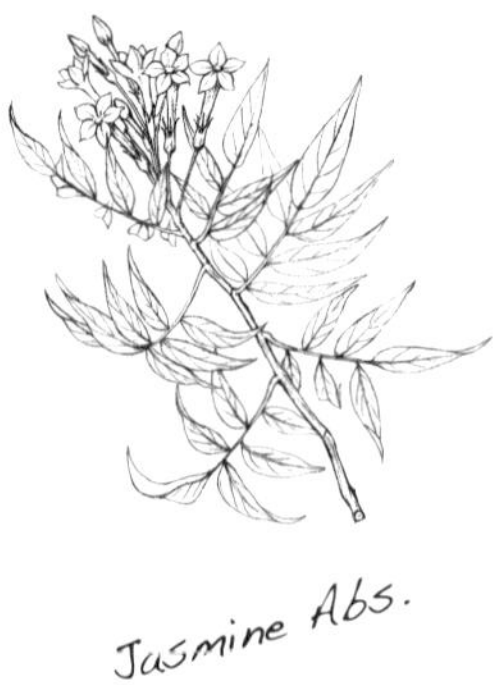

ジャスミン・アブソリュートは花から抽出するので陰性、女性性を高める質があります。ただし、最大の特徴は「香りの王」といわれるように、男性性を高める陽のエネルギーも兼ね備えていること。そのため、一歩前に出るための勇気や行動力も与えてくれます。こんなユニークな質を持ったエッセンシャルオイルは、他には無いかもしれません。**女性性も男性性も高める。つまり自己の内側にあるこの2つを統合し、その人らしさを極める香りです。**

ここ数年で、ジャスミンの香りが好きという女性が本当に増えました。少し前は、ローズの香りが好きという女性の方が多かったのですが、今ではジャスミンの人気が高いのです。男性の場合、以前はジャスミンが好きという方が多かったのですが、最近はローズを好む方が増えています。男性、女性という枠が外れていき、2つの性を統合させた「個性」の時代になってきていることを実感します。

また、**人を助ける仕事をしている人、自分のエネルギーを分け与えている人にとっては、ジャスミンの香りはエネルギーの回復剤**となります。

私がアロマセラピーを学んだ先生は、とにかくジャスミンの香りが大好きで、レッスンの中で必ず1回はジャスミンの素晴らしさを語るような方でした。

当時、先生はアロマセラピー講師だけでなく看護師でもあり、さらにスイスにいる恋人と遠距離恋愛もされていました。おそらく想像できないほど、目まぐるしい毎日だったと思います。

それでも何事にも手を抜かない方で、あるとき夜勤明けでお疲れのところ、私たちがスクールで学びきれなかったトリートメントの補講をご自宅で行ってくださったのです。玄関のドアを開けた先生は、心からのウエルカム！という笑顔で迎えてくださり、アロマポットからはとてもステキな香りが広がり（ベルガモットとローズウッドのブレンドでした）、心のこもったレッスンをしてくださいました。そんなハートフルな先生からアロマセラピーを学んだからこそ、アロマが大好きになったし、私もアロマを教える仕事がしたい！と思うようになったのです。

そして私自身、講師として仕事を始め、多忙を極めていた頃、日々のあまりの忙しさに心身共に疲れ切ってしまった時期がありました。そこでふと先生がジャスミンの香りが大好きだったことを思い出し、すがる思いでお風呂にジャスミン・アブソリュートを垂らして浸かってみたのです。

このとき初めて、先生がジャスミンを絶賛されていた意味がわかりました。**足、おなか、腰、胸……湯船に浸かるごとに、ぐんぐん自分のエネルギーが満たされていくのがわかりました。エネルギーの回復剤――それを実感した出来事でした。**

当時はエネルギッシュに見えていた先生も、実はとても疲れていて、ジャスミンの力を借りながら私たちにアロマセラピーを教えてくださっていたんだな、ということにも気づきました。そこから、また新たな気持ちで講師の仕事と向き合えるようになったのです。

ジャスミンは花が非常に繊細で水蒸気の熱に耐えられないことから、水蒸気蒸留法でエッセンシャルオイルを抽出できません。以前、ジャスミンをベランダで栽培し、それを実際に感じました。

小さな白い花からは濃厚な香りを発するのですが、風が吹いたり、ちょっと触れたりしただけで、パラパラと花が落ちてしまう。非常に繊細なのです。

この繊細な質を持つ花の香りが、男性性を高めるというと「男性性って強いのでは？」

と、不思議な感じがしますが、新しい命を育み生み出すための身体を持つ女性は、ある意味強さと逞しさを持っています。一方、男性は実はとても繊細な部分を内面に秘めています。だからこそ、男女はお互いに惹き合うのかもしれません。

なお、ジャスミンは勇気、行動力などの情熱を持つので、五行だと「火」の質を持つ香りといえます。

【Information】

アブソリュートなので、しっかり希釈してください。気になる方はスキンテストをしてから肌に使用しましょう。高濃度で使うと、集中力が低下したり眠くなったりすることがあります。

【身体作用】

花のエッセンシャルオイルは、一般には陰のエネルギーを持つので冷やす作用があるのですが、ジャスミン・アブソリュートに限っては陽のエネルギーが強いので、身体を温める作用が特徴です。身体は温まると緩むので、緊張からの冷えやコリ、呼吸が浅い状態など対するトリートメントで使うと効果的です。

【皮膚作用】

潤いを保ち、皮膚を柔らかくするエモリエント作用があります。乾燥肌や敏感肌のケアに。また、ストレスによる肌荒れのケアにもオススメです。

【心理作用】

第2チャクラに繋がる香りで、「生きることは歓びである」ことを思い出させてくれます。「ワクワクすることに理由は要らない、目の前の歓びを十分に味わおう」と、人生を楽しむエネルギーを与えてくれる、とてもパワフルな香りです。

深く傷ついた経験から、人生に対して前向きになれない人でも、ジャスミンを使うことでエネルギーを回復させることができます。特に、男女関係で傷ついた経験のある方は、その心の傷が生殖器のトラブルとなって表れることがあります。つらい恋愛で、自分の自信をすっかり失ってしまった、好きな人ができたけれど、過去の恋愛がトラウマになって、なかなか一歩が踏み出せないという方に、ジャスミンの香りが味方になってくれます。

また、「私は私らしさを高めることが大切」と気づかせ、自己表現を後押しする香りでもあるので、アーティスト、クリエイターの方などはジャスミンが大好きです。インスピレーションやクリエイティビティを高め、自己表現する力を非常に助けてくれます。看護師さんやセラピストなど、人を助ける仕事をしている人のエネルギー回復剤としても頼りになります。

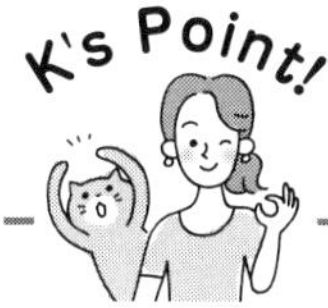

○ジャスミン・アブソリュートは「香りの王」。花のエッセンシャルオイルにしては珍しく、陽のエネルギーを持っている。

○男性性と女性性の統合を促す香り。2つの性を超えて、その人だけの個性を高める。

○心身を温めたいとき、エネルギーを回復させたいときに。

〈C：イメージングのシェア〉

生徒A

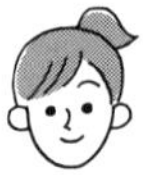

妖精が出てきて、森の中に連れて行ってくれるイメージ。のどが温かくなり、遠い記憶を思い出させてくれるような香り。「愛と優しさと勇気を持ちなさい」というメッセージをもらいました。

生徒B

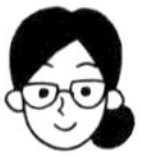

少し繊細な部分を持っていて、私自身を優しい女性にしてくれそうな香り。ずっと嗅いでいるとハートが温かくなってきました。きらきら光る窓辺で、白いレースのカーテンが風になびいているような軽やかなイメージです。

生徒C

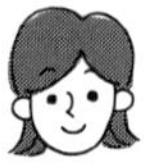

ピンクの大きな空間に迫られているような感じ。でも、そこは学校の教室で、私はパンツスタイルの緑の制服を着ていて、背の高い男の先生もいるのですが、緊張感はなく、やさしく、リラックスしているイメージが浮かびました。

K
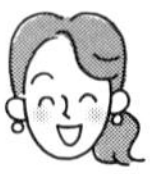

これまでのアロマ人生で初というくらい、大きな優しさを感じました。それぞれの目の前の世界をハッピーにしてくれる香り。「地球に住む一人一人が自分を幸せにすれば、地球すべてが幸せになる」と、みんなに教えてくれているようでした。

自分をまるごと受け入れ愛する♥クイーンオブアロマ
Cの香り…【ローズ・オットー】

ローズは「香りの女王」といわれることから、女性性を高める香りと捉えます。つまり、陰性を高める＝「受け入れる」ことがテーマ。花を見ても、花びら1枚1枚にふかふかと厚みがあり、何重にも重なって、包み込むような形をしています。「抱擁」のエネルギーに溢れている感じがしますね。何事も拒否せず、ジャッジせず、全てを包み込んで受け入れる。そんな、スケールの大きさを感じさせます。

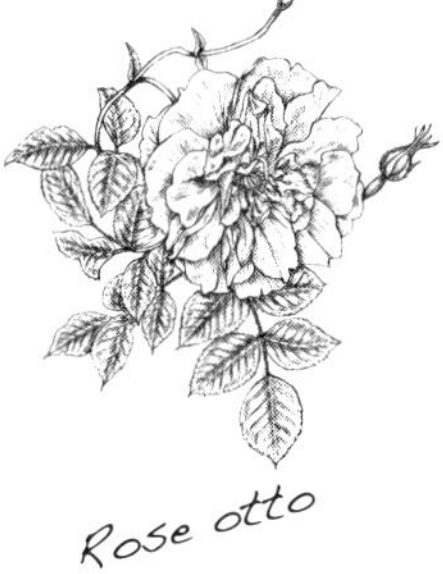

Rose otto

ローズのエッセンシャルオイルは、ダマスクローズという品種のピンクの花びらから抽出されます。ピンクは第4チャクラの色。グリーンに隠れている、Hidden pink（隠れたピンク）という言い方をします。

第4チャクラのテーマは「愛と許し」。まさにローズのテーマそのものです。愛とは、まずは自分自身をまるごと受け入れ、愛すること。それができてはじめて、他の誰かを愛することができるのです。そして許しというのは、たとえばどうしても好きになれない人がいたとしましょう。でも「そんな風に思ってはいけない」という自分がいる。その葛藤から、自分の心の狭さを許せず、自分を責めてしまう。そんなときは、「あの人をどうしても好きになれない自分」を、許してあげること。**ありのままの感情をジャッジせずに受け入れることこそが許しなのです。**

受け入れがたい出来事があったとき、ローズの香りを使うことで許しとは何か、その本質を感じ取ることができるでしょう。ローズの香りと一生向き合い続けることで、生きることの意味を深く理解することができるように思います。

そんなローズのキーワードは、Integrity（完全性）。精度の高いガスクロマトグラフィー（機器による気化しやすい化合物の分析手法）で成分を分析すると、ローズの芳香成分は1000種類以上確認されるといわれています。それにも関わらず、香りは素晴らしくまとまっている。高い調和のエネルギーを感じます。

完全性とは、その瞬間、それがベストだと受け入れること。自分に何かが欠けていると思っている人、物事がうまく進まずイライラしてしまう人などに「実はそれが、今の完全な状態なんだ」という気づきを与えてくれます。すべては完全な調和の元に成り立ち、何一つ欠けているものはないという大きな受容の気持ちを育みます。

五行でいうと「火」の質と、豊かさの象徴でもある「土」の質も持っています。

【Information】

オットーとはトルコ語で「水」という意味。ダマスクローズを水蒸気蒸留したエッセンシャルオイルのことです。ローズ・アブソリュートに比べて繊細な香りが特徴。花びら1トンからわずか1キログラムしか抽出されないため、非常に高価です。1滴でローズの花約100個分といわれます。金やプラチナよりも高価なので、大切に使いたいものです。

【身体作用】

身体の陰の質を補う、「補陰」のエッセンシャルオイルです。男性と肩を並べてバリバリ働いている女性で、毎日の緊張やエネルギーの消耗から、月経トラブル、神経の疲弊などにお悩みの方。たまには何もかも忘れて、ゆっくり休みたいという方は、ぜひローズ・オットーでトリートメントを受けてみてください。**ローズ独特の深い安らぎは、慌ただしい流れに巻き込まれていた心身をニュートラルな状態にリセットしてくれます。**

【皮膚作用】

言わずと知れた、美容効果の高いエッセンシャルオイルです。どんな肌も美しく整えます。ただし、とても高価なのでなかなか手が出ないという方は、エッセンシャルオイルを蒸留する際にできるハイドロゾル（ローズ・ウォーター）がオススメです。

【心理作用】

痛みというのは「肉体の痛み」「社会的な痛み」「精神的な痛み」「スピリットの痛み」

という4つの側面の痛みが複合的に絡み合い、現実の痛みとして現れるといわれます。

クライエントから何かしらの痛みを訴えたとき、セラピストはそれがどの側面からやってきているのか、見極める必要があります。死別のショック、生きる目的を失ってしまったなど、スピリットの痛みにはローズの抱擁のエネルギーが大きく包み込んでくれます。

「だめだな、私」と思うことがあっても、「そういうときもあるよね」と自分自身を受け入れさせてくれます。**ローズのテーマ、「愛と許し」は、自分を深く愛すること、そして自分をまるごと受け入れることに繋がっていきます。今の自分を無条件に受け入れ愛せたら、過去の辛い体験も今の幸せを知るためだったと受け入れられます。**そして、まだ来ない未来に不安を覚える必要はないと気づけるようになります。

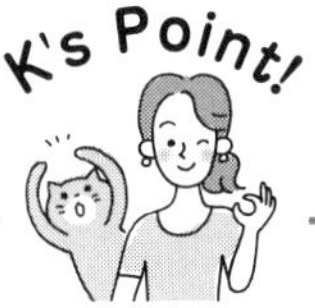

- ○ローズ・オットーは「香りの女王」。女性性を高める＝陰性を高める香り。
- ○花の形からもわかるように、すべてを包み込む抱擁力にあふれている。
- ○自分自身をまるごと受け入れる、「愛と許し」がテーマの香り。
- ○美肌作用ナンバー1。どんな肌にも使えるスーパー・エッセンシャルオイル。

Column1
五行を知る

陰陽五行説を知れば、香りから自分の状態が分かる！

きっと一度はこの図を見たことがあるのではないでしょうか？
これは「太極図」と呼ばれ、陰陽説をわかりやすく表しています。

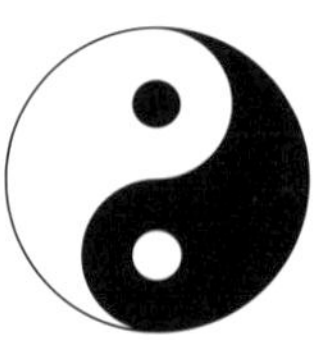

陰陽の主な法則として、まず、自然界のすべてのものは、月と太陽、女と男など、陰と陽という対立する関係の上に成り立っています。

陰陽は対立しているけれど、互いに無くてはならない存在です。陽の中にも陰があり、陰の中にも陽があり、どちらかが一つだけで存在することはできません（陰陽互根）。

また、陰が減少すると陽が増加し、また陽が減少すると陰が増加するという風に、陰陽のバランスは絶えず変動しています（陰陽消長）。そして陰陽の消長が極まると、相手のほうに転化します。陰極まれば陽に転じ、陽極まれば陰に転ずる、ということです（陰陽転化）。

この陰陽の捉え方で大切なのは、これは陰か陽か?と分類することではなく、「自然界すべてのものは反対の性質のものが対立しあうのではなく、互いに必要としてバランスを変化させせながら転化、流動するものだ」ということです。

エッセンシャルオイルも自然の産物ですから、この陰と陽の質を持っています。アロマセラピーにおいては、エッセンシャルオイルの陰陽は以下のように表すことができます。

【陽の質】温める、活性、活動的、元気

（例：オレンジ・スウィート、ジャスミン・アブソリュート、ジュニパー、ブラックペッパー）

【陰の質】冷やす、鎮静、リラックス、落ち着く

（例：イランイラン、サンダルウッド、ローズ・オットー、（ベティバー、ローマン・カモミール）

スキ！と感じる香りから、自分がどうなりたいか？が見えてきます。一歩を踏み出す行動力が欲しい、活動的になりたい、元気になりたい、という人は陽のエネルギーが高い香りを好む傾向にありますし、逆に休みたい、内省したい、受け容れる心を持ちたいという人は陰の香りを好む傾向にあります。

この陰陽をアロマセラピーに取り入れたい場合、セラピストとして気をつけたいのは、例えば仕事が忙しくて疲労困憊という方が「リラックスしたいです」とおっしゃったからといって、無条件に陰のエネルギーが強いエッセンシャルオイルばかりを勧めないことです。

陰を補う香りと陽を補う香りの両方をお試しいただくと、リラックスを望んでいらっしゃるはずなのに、陽を補う香りが心地よい、という方もいます。そういう方は、頭ではリラックスを求めていても、家に帰ったら家事や育児があるからのんびり休んでいられない、という場合があるんですね。こういうときは、素直にその方が気に入った香りを選ぶようにしてください。

また、陰陽どちらかの質が強いだけでなく、ラベンダーやパチュリのように、陰陽のバランサーとして役立つものもあります。

〝Awakening Aromatherapy〟の考え方は、古代中国で生まれた「五行説」という自然哲学にも通じています。五行とは、自然のものすべてにみられる「木・火・土・金・水」という五つの質を表し、「行」は動きや作用を意味します。1日の時間の経過や、四季の移ろい、植物の生命の営みなど、変わることのない一定の循環は、この五行のエネルギーが互いに影響しあうことで生まれると考えます。

植物は、自然の流れに抗うことはありません。いつも完全な流れに乗って生きています。ところが人間は、思うように事が運ばないからといってイライラしたり、先に進まなくては、と頭では分かっているのに、不安で立ち止まってしまったり……。

そんなとき、スキ！と感じる香り、気になる香りがどの行の質を持っているかが分かると、今の自分がどのような状態にいるのか、どんなテーマと向き合っているのかを客観的に知ることができます。

スキ！と感じる香りを積極的に取り入れることによって、関わる行のエネルギーを満たしてあげることをお勧めしています。そうすることで、置かれている状況を十分に味わうことができたり、エネルギー不足でなかなか前に進めない場合には、香りがサポートをしてくれたりします。行のエネルギーが満たされると、自然と物事や思考の流れがスムーズになり、次の段階へ進むこともできるのです。

五行エネルギーの解説

【水】（ジュニパー、ゼラニウム）

植物：「種」の状態。生命エネルギーを蓄えている様子を表します。種の中は何も入っていないように見えますが、これから成長していく力、葉や花を形成する情報がいっぱいに詰まっています。

ヒト：「こんな体験をしたい」という意志や動機、人生のテーマに関わるエネルギーです。やりたいことがあるのに、エネルギー不足だったり自信がなかったりして決心がつかないときに。また、自分の中の才能や可能性に光を当てたいときに、水の質を持つ香りが役立ちます。

【木】（オレンジ・スウィート、ベルガモット）

植物：「成長」の状態。芽が出てぐんぐん伸びていく動きを表します。たとえ障害があっても、曲がりくぐって前進する生命力に溢れたエネルギーです。

ヒト：変化や学びを体験しながら成長していく、自己確立の過程のエネルギーです。「こうなりたい！」という夢や目標を実現させるための行動力をサポートに。また、動きや成長を阻まれたときに生じるイライラやフラストレーションなどに。木の質を持つ香りが感情のバランスを取ってくれます。

【火】（イランイラン、ジャスミン・アブソリュート、ネロリ、ローズ・オットー）

植物：「開花」の状態。花が開いて自然界に歓びが溢れる、最もエネルギッシュな時期。植物の個性が最も表現される花の美しさに人は魅了され、その鮮やかな色や香りに鳥や虫は引き寄せられます。

ヒト：自己実現の歓びに関わります。学びや体験によって成長した自分を表現するエネルギーです。また個性の表現に関わるので、自分の個性を受け容れるサポートに。その人らしさを輝かせるのは、火の質を持つ香りです。

【土】（グレープフルーツ、ジンジャー、パチュリ）

植物：「実り」の状態。花が咲いた後に栄養を吸収して実がなる、生命力の熟成を表します。滋養に富んだ実は豊かさそのもの。動物に栄養を与え、また中の種を保護し、次の発芽に備える役目も持ちます。

ヒト：目標を達成して手に入れた満足感や安らぎのエネルギー。報酬やギフトなど現実の豊かさにも関わります。グラウンディングを促すので、考え事が頭を離れないような、頭にエネルギーが上がりすぎる傾向がある人は、土の質を持つ香りで安定できます。

【金】（ティートゥリー、プチグレイン、フランキンセンス、ユーカリプタス）

植物：「変容」の状態。1つのサイクルが終わり、落葉したり、実が成熟して木から落ちる様子を表します。役目を終えた葉は、土に還ることで土の豊かさを増します。実が落ちることで、その中の種が次の新しい命のサイクルに入ります。

ヒト：ひとつの体験から得たこと、学んだことを味わい、意識を次のステップへと切り替える転換期に関わります。古い価値観や観念を手放し、新しい意識を取り入れるサポートに。過去をなかなか手放すことができないときも、金の質を持つ香りが変容を促します。

※五行説は、お互いに助けあい、循環が進行している状態を「相生」、お互いが対立し、力を弱めあっている状態を「相剋」といい、その両方の相互関係から成り立ちますが、Awakening Aromatherapyでは意識や行動の循環をスムーズに促すことをサポートするために香りを使っていただきたいので、「相生」を重要します。

五行のめぐり

〜植物界バージョン〜

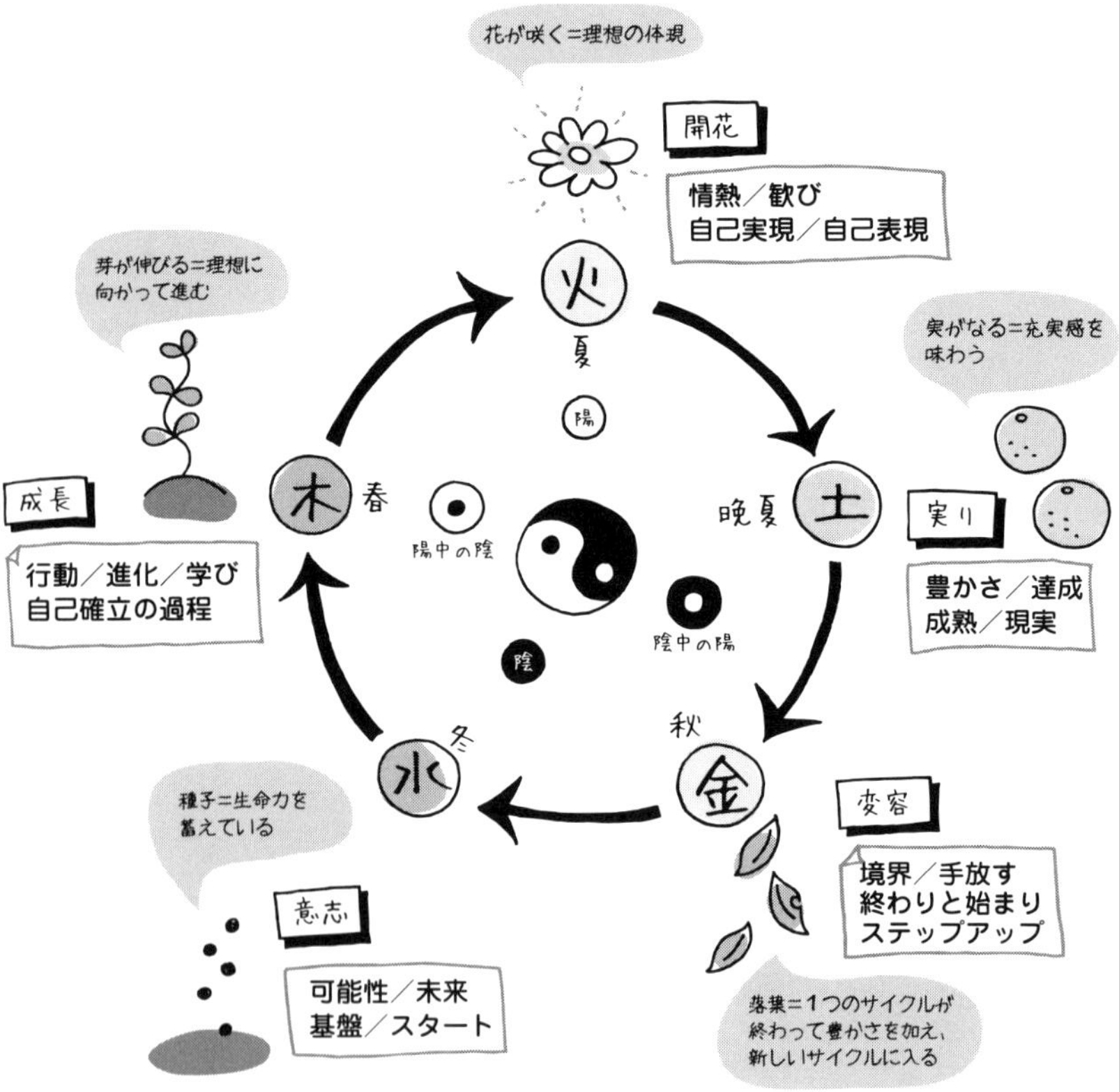

~人間バージョン（例）~

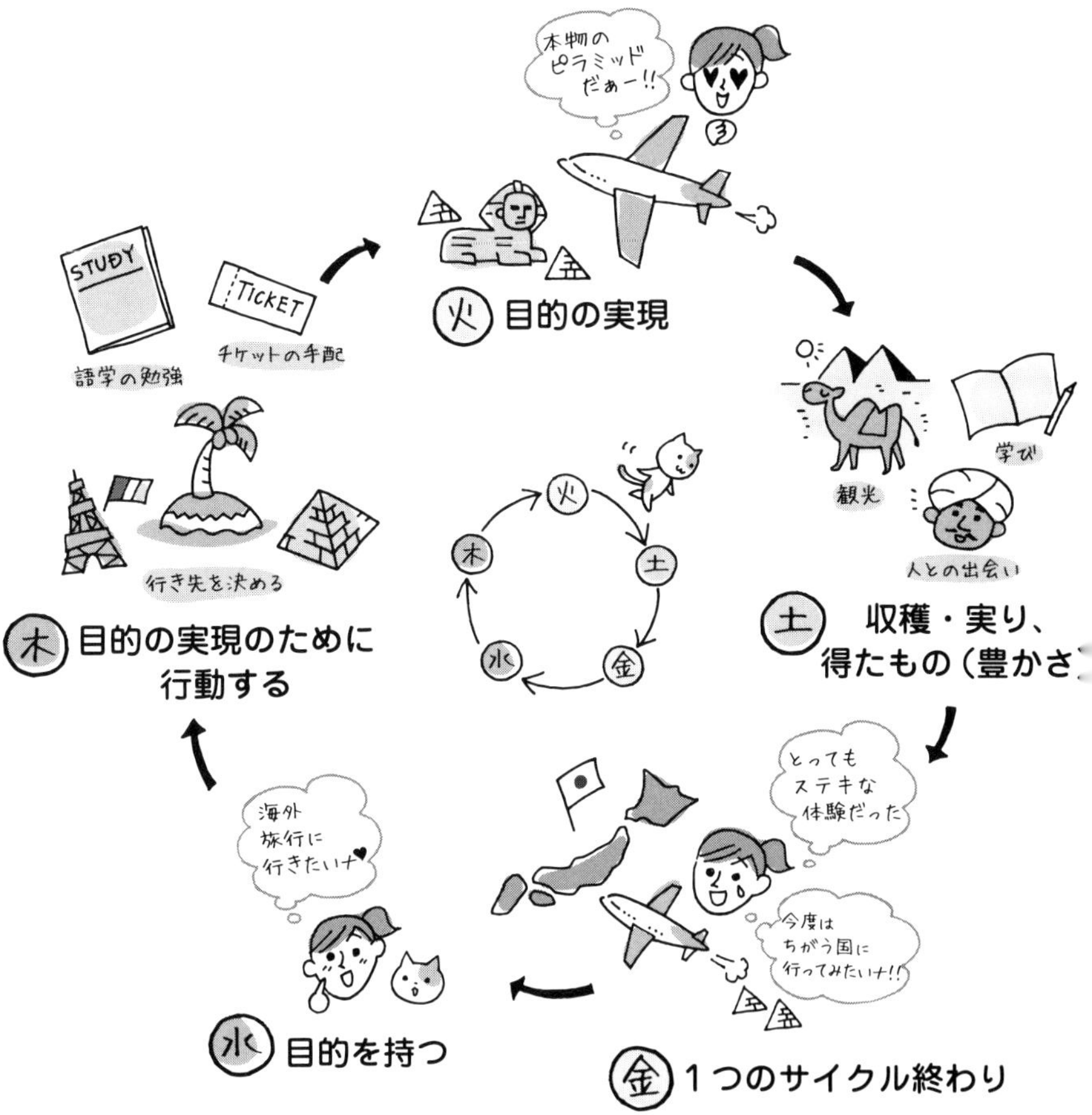
本物の
ピラミッド
だぁー!!
火 目的の実現
STUDY
語学の勉強
TICKET
チケットの手配
学び
観光
人との出会い
土 収穫・実り、
得たもの（豊かさ）
行き先を決める
木 目的の実現のために
行動する
火
土
金
水
木
とっても
ステキな
体験だった
海外
旅行に
行きたいナ♥
今度は
ちがう国に
行ってみたいナ!!
水 目的を持つ
金 1つのサイクル終わり

Lesson 4

心・身体・スピリットのバランサー　葉・花の香り

【ゼラニウム、マージョラム、ラベンダー】

4回目のレッスンでは、葉・花から抽出されるエッセンシャルオイルとして、ゼラニウム、マージョラム、ラベンダーの3種についての理解を深めていきます。いわゆるハーブ系といわれるもので、葉、花、茎などいろいろな抽出部位がある分、たくさんの特徴があります。葉、花、それぞれのエッセンシャルオイルの特徴は他のレッスンで解説しているので、ここでは簡単にまとめてお話ししますね。

【葉・花】のエッセンシャルオイルについて

葉のエッセンシャルオイルの特徴は、呼吸器と循環器への作用、そしてハートを開く作用です。また、外敵（菌やウィルス）と戦う力があり、免疫力を高める＝その人のすべてを強くしてくれます。五行では、成長に関わる「木」の質。可能性の芽を出したら、それをどんどん伸ばしていく動きのエネルギーです。「私」という個性の確立に向かって、学びや変化を楽しみます。

花のエッセンシャルオイルは、五行では自己確立、個性の表現に関わる「火」の質。確立した「私」という個性を表現する歓びのエネルギーです。他に、生殖器への作用、リラックス、女性性を高めるなどの特徴があります。

この2つの質を持つ葉・花のエッセンシャルオイルは、自分らしさを確立するという目標を達成するために、イキイキと成長する動きと歓びのエネルギーが強いので、元気になったり、ワクワクしたりする香りが多いです。

また、ラベンダーやローズマリーやメリッサは学術名に*officinalis*（オフィキナリス）とついており、「薬用の」という意味があります。古代から薬効の高いハーブとして認められ、神聖視され、これらの香りは身体、心、精神、スピリットなどの全体性のバランスを整えながら、その人本来の健康な姿に導いてくれるパワーのある香り。その人そのものを輝かせるのに役立つ香りです。

こんなに身近なハーブが、実は私たちを心身、そして魂レベルで健康にしてくれるすごいエネルギーを持っているのです。

多くの特徴があるので、個々のエッセンシャルオイルの特性を理解し、しっかりと使い分けていきましょう。

〈A：イメージングのシェア〉

生徒A

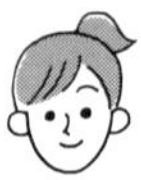

ピンクと黄色とオレンジが最初に浮かび、永遠に広がっていく感じ。肩甲骨の左がスーッと軽くなり、光のベールが下りてくるイメージでした。

生徒B

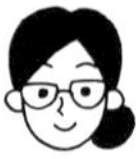

緑とピンクの色が鼻から入り、胸のところでぐるぐる回っているような、やさしくて穏やかな感じ。自分の内側に意識を向けさせてくれるような香りで、すごく好きです。

生徒C

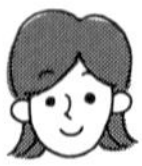

グリーンの粘液が垂れてきて、周りに小さなピンク色のふわふわしたものが浮かんでいるイメージ。「自分らしく自然にいていい」というメッセージが降りてきました。

K

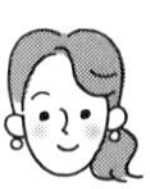

奥深くに重要なメッセージがあるのに、今の私には遠すぎて拾えない。薄いガラスの蓋のような一本の線が現われ、何かを遮断しているような不思議なイメージでした。

女性のお悩みに万能なヴィーナスオイル♥
Aの香り…【ゼラニウム】

ゲラニオールなどローズと共通した成分が含まれ、「ローズゼラニウム」と言われるほど、ローズと香りが似ています。けれど、この香りは花ではなく青々とした葉の香りです。ゼラニウムの最大の特徴は、ホルモンの分泌を活性すること。香りを嗅ぐと元気になるのがわかります。また、女性ホルモンはもちろん、男性ホルモンも活性するので、中年期以降の男性にも、実は人気の香りです。年齢を重ねるにつれ、男性も男性ホルモンの分泌が減少するため、気分の落ち込みなどを感じる方がいらっしゃいます。そういうときに、

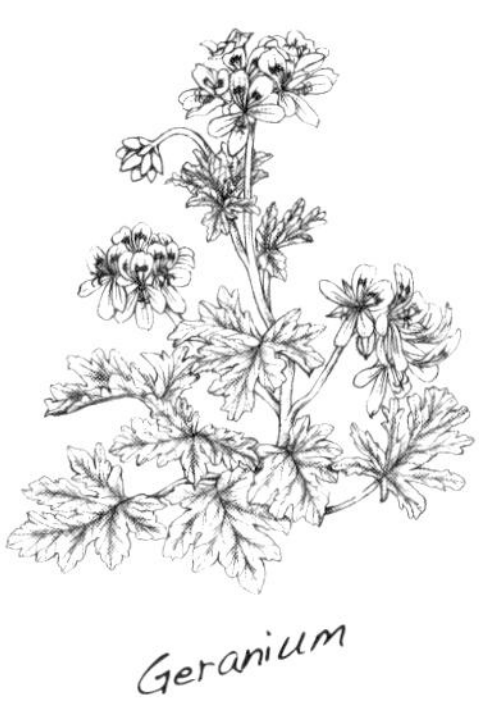

ゼラニウムはすぐれたバランサーとなります。男女問わず、ホルモンバランスが気になる年代に積極的に使っていただきたい香りです。

なお、ホルモンバランスに影響を与えることから、普段はゼラニウムの香りを好まない方でも、月経が始まる1週間前になるとこの香りがとても心地よく感じる傾向にあります。特に、PMSでお悩みの方にとっては心強い味方。月経前に、イライラしたり突然悲しくなったり、情緒が不安定になって苦しいという方は、ぜひゼラニウムを試してみてください。

また、**気力は十分あるのに、体力の低下は避けられない。その心と身体のアンバランスに、ゼラニウムは「今の自分の状態で楽しめる生き方」を教えてくれます。**

男女問わずお使いいただきたいゼラニウムですが、そのローズのような香りはとても女性的。実際に、むくみや月経トラブルの緩和、美肌作用など、女性のお悩みに万能で、美しさを高めてくれるところから、Venus oil（ヴィーナスオイル）と呼んでいます。

【Information】

海外ではアザなどを速やかに治癒させたいとき、原液で使うこともあり、肌には比較的優しいエッセンシャルオイルです。ただし、ホルモン分泌を活性させるので、妊娠期の多量使用は避けましょう。


【身体作用】

ホルモン分泌を活性するので、若々しい女性的な気分に。体液の流れを促す作用に優れ、トリートメントで使用するとむくみや循環不良を起こしているボディラインをスッキリさせる効果があります。ＰＭＳや更年期の情緒不安にも役立ちます。


【皮膚作用】

女性の肌を美しく整えてくれます。フェイシャルマッサージで使うと、肌に潤いを与え、代謝を促進してイキイキとした健康な肌に。血行を促すので、くすみや目の下のクマの緩和にも効果的です。

【心理作用】

セラピーで使う場合は、ハートが傷付いている人におすすめです。ゼラニウムの葉は切れ切れになっているのが特徴的。この形のように、つらさや寂しさでナーバスになっている人の心に響く香りです。そういう方は「常に誰かに優しくされたい」と思っています。クライエントが「何よりもゼラニウムの香りが好き！」とおっしゃったら、セラピストとして人一倍の配慮をもって接していきましょう。

そして、ゼラニウムが必要な人は、とにかく愛を欲しがる人。満たされない心を人の優しさで埋めようという思いが強く「この人は私に優しくしてくれる」「この人は優しくしてくれない」という判断基準で人をみています。優しくしてくれる人とだけ友好的に付き合い、そうでない人には見向きもしません。愛を受け取ることばかりに一生懸命の人は、裏切られたり、傷ついたりすることが怖くて、自分から人に何かを与えることができないのかもしれませんね。そんなときに「愛を受け取ろうとする前に、自分から与えることも大事だよ」とゼラニウムは教えてくれます。

一度心が深く傷つく体験をしたことがある人は、なかなかその傷を忘れられません。ハートを開いて相手を信頼したくても、恐れがブロックして「この人は信頼しても大丈夫？」「また傷つけられることはないかな？」と思考で相手を探ってしまうのです。

ゼラニウムは、そんな繊細な心に響く、本当に優しい香りです。温かさと配慮に溢れたエネルギーで、傷つきたくないという恐れのエネルギーにそっと寄り添ってくれます。ハートを開いて人と関わるのが怖い。でも、それを乗り越えて人を信頼することや、本当の愛というものを味わってみたい。そんな思いの人は、ぜひゼラニウムにサポートを求めてみてください。

今回はご紹介していませんが、愛を与えるばかりで、受け取ることが苦手な人に必要なのはクラリセージの香りです。

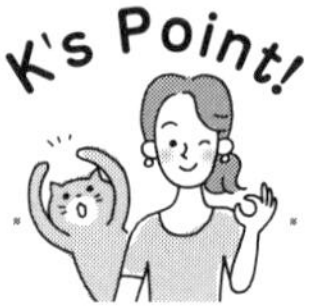

○女性の美しさを高めるVenus oil（ヴィーナスオイル）。情緒や感性も豊かにしてくれる。

○ホルモン分泌を活性してくれるので、「身体がついていかない……」と思い始める年代の方にピッタリ。

○優れたバランサー作用で、心、身体、スピリット、感情のバランスをとって「今」を楽しむエネルギーを与えてくれる。

○心が傷つくのを恐れて、愛を受け取ることばかりを考えてしまう人に。

〈B：イメージングのシェア〉

生徒A

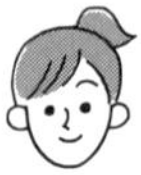

木の幹から緑の葉を見上げ、自然の偉大さを感じました。背中がスーッとし、ブルーのイメージと「自然を愛して共に生きよ」というメッセージがきました。

生徒B

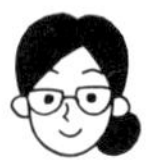

スッキリ、シャッキリさせてくれる香り。ずっとかいでいると肺がゆっくり膨らんで、呼吸が楽になりました。香りは指先から抜けていきました。

生徒C

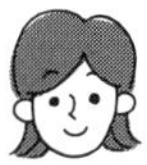

ひんやりした冷たい土の上に腹ばいで寝ている感じがしました。ところどころ石なのか、黒い部分もあって、冷たさを感じながら、そこにじっとしているイメージでした。

K

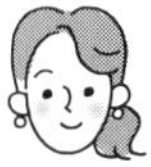

大きな山のふもとの原っぱで昼寝しながら、「自然って偉大だな、ありがたいな」と感じているイメージ。自然の中に調和していくのをサポートしてくれる香りでした。

エネルギーをチャージさせてくれる「休息のオイル」
Bの香り…【マージョラム・スウィート】

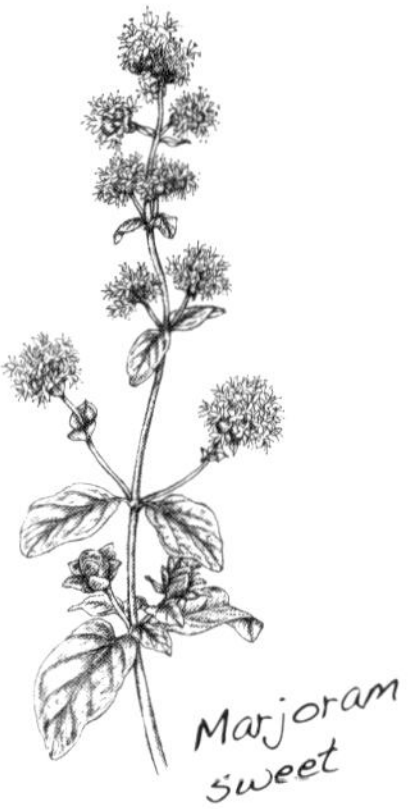

マージョラム・スウィート（以下マージョラム）は表立って主張する香りではなく、見た目も控えめです。けれど、ギリシャ神話では愛と美の女神アフロディーテ（＝ヴィーナス）が香りを与えたとされ、美と健康のハーブとして古代から愛されてきました。また、古代ギリシャ時代には、他界した人の魂を平和に保つと信じられ、弔いのハーブとして墓地に必ず植えられていました。現代でも、孤独感や悲しみを和らげる香りとして知られています。

ただ、人によっては、この独特のテンションが下がっていくような感じが苦手だったり、必要ない香りと感じたりする人もいます。活動的になっている人も、動きを止められるのでこの香りに違和感を覚えるようです。

イメージングの際に「何も浮かびません……」と困る方がいらっしゃいますが、その通り！　それでいいんです。香りの特徴を明確に捉えているなと感心します。なぜなら、思考もイマジネーションも止めてしまう香りなのです。

心身の動きを止めるマージョラムは、Rest oil（休息のオイル）と呼んでいます。忙しくて睡眠時間が少ない人におすすめです。緊張している神経や筋肉を緩ませ、短時間でもぐっと深く眠れてエネルギーをチャージさせてくれる香りです。

以前、アロマセラピーの本を執筆した際、講師、セラピストの仕事と同時進行だったため、1日3時間しか寝られない日々が2週間続きました。このときほど、マージョラムのパワーを実感したことはありません。毎晩マージョラムのアロマバスに入り、しっかり身体をストレッチした後、この原液を1滴、足の裏に擦り込んでからベッドに入っていました。そうすると、すぐに身体が緩んで熟睡でき、目覚まし時計が鳴る前に、パッと目が覚めることもありました。そして1日中気力、体力とも衰えることなく、普段と変わらず仕事をすることができたのです。

その体験から、忙しい方、慌ただしい生活をされている方、寝付きが悪い方、眠りが浅い方などにマージョラムをおすすめするようになりました。「とにかく身体が疲れている」というクライエントにも、最初にマージョラムをご提案しています。

五行では、頭に上がった思考のエネルギーを足元に降ろし、心身を安定させるので「土」の質を持っているといえます。

【Information】

甲状腺ホルモンの分泌不足や分泌過多を正常に戻す作用があるといわれています。ただし、甲状腺機能が低下している方は、マージョラムの香りが苦手と感じる傾向にあります。この香りが心地よいと感じるかどうか、試香してから使うようにしてください。

【身体作用】

キーワードは「緩める」。交感神経が優位となって血管が収縮することで血圧が高くなる、ストレス性の高血圧にもおすすめです。疲弊によるエネルギー不足にも、しっかりと休息を促してエネルギーをチャージさせてくれる香りです。

【皮膚作用】

血管を緩めて血行を促すので、フェイシャルマッサージで使うとくすみや目の下のクマの緩和に役立ちます。また、内出血や打ち身、傷跡の回復を助けます。

【心理作用】

この控えめで清らかな香りは、心の緊張を緩め、ホッとさせてくれます。浄化作用にも優れていることから、中世ヨーロッパでは「悪魔に魂を売った者にはマージョラムの香りは耐えられない」といわれ、魔よけのお守りとして重宝されました。人のうわさ話や悪口など、ネガティブな話を聞かされてうんざりしているとき、心に清らかさを取り戻す助けにもなります。

また、マージョラムで有名なのは、心を強くしてくれる作用です。たとえば、大切なパートナーが突然亡くなるなど死別による孤独感に対してローズが役立つといわれますが、それに加え**「孤独に負けない心の強さを持ってほしい」というときは、マージョラムをプラスします。これは伝統的なレシピで、香りの相性も非常に良いです。**

「土」の質が強く、エネルギーを足元へ降ろします。頭で考えすぎてしまう人、エネルギーが頭に上がり過ぎている人には、寝る前にぜひ使っていただきたい香りです。グラウンディングを促進させる作用があるため、目の前のことをこなすのに一生懸命で、本来の目的すら忘れてしまっている人にもおすすめです。

忙しさに巻き込まれることなく、自分らしさをしっかりと保つ強さを与えてくれます。その辺りは五行でいう「木」や「火」の質を感じます。

忙しいという字は、心をなくすと書きます。忙しさが悪いことだとは全く思いませんが、目の前の忙しさを楽しめなくなったり、生活そのものを楽しむことを忘れてしまったりしたら、生きている意味がなくなってしまうと思うのです。

生活という字は、生きることを活かすと書きます。毎日の生活を楽しむことは、人生そのものを楽しむことに通じているのです。それを忘れかけている人に、愛と美の女神、ヴィーナスが授けた香りは、心の豊かさを取り戻させてくれます。

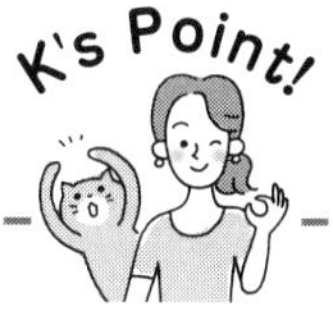

○心身をしっかり休ませてくれるRest oil（休息のオイル）。
○忙しさに巻き込まれて自分を見失いそうな人をグラウンディングさせてくれる。
○血圧が低い人や甲状腺機能が低下している人は、苦手と感じることが多い。
○睡眠時間が短い人、眠りが浅い人は、寝る前にマージョラムを使うと睡眠の質が上がる。

〈C：イメージングのシェア〉

生徒A

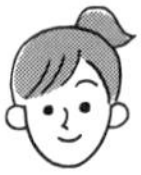

とても好きな香りでした。心が落ち着いて、胸から広がっていく感じで、「安心して落ち着いてね」と言われているような気がしました。

生徒B

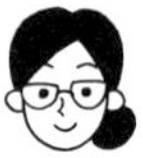

ずっと嗅いでいたら黄色い光が向かってくるように見えてきました。理由はないのですが、最終的には大丈夫、という安心感が残りました。

生徒C

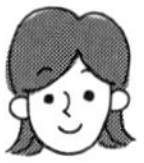

薄いピンクが浮かんで、女性らしい香りだと思いました。私には女性らしい柔らかさが足りない気がするので、今の自分に必要な香りなのかもしれません。

K

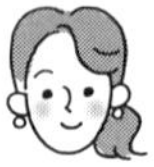

フワフワしていると思うとクリアになり、香りの印象がどんどん変わると思っていたら、それは自分の内側の投影だと気づきました。深い安堵感を感じる香りでした。

心、身体、スピリット、感情のすべてを浄化しクリアにCの香り…【ラベンダー】

ラベンダーはたくさん品種がありますが、エッセンシャルオイルで最もポピュラーなのが、真正ラベンダー（イングリッシュラベンダー）といわれるものです。ラテン語で「洗う」を意味するLavareが語源なのは有名ですね。実際に、心、身体、スピリット、感情などすべてを浄化し、クリアにしてくれる香りです。

また、アロマセラピーといえばラベンダーといわれるくらい、ポピュラーな香りですが、それにはいくつか理由があります。まず、安全性が高く、皮膚粘膜にも穏やかで原液使用できる点。そして、香りのまとめ役ということ。個性の強い香り同士をブレンドするとき、ラベンダーを1滴加えるだけで不思議と香りがまとまるのです。さらに、ほかのエッセンシャルオイルの効能をぐっと引き上げてシナジー効果を生み出す作用もあり、アロマセラピストにとっては、とても頼りになる1本です。

けれど「実はラベンダーの香りが嫌いで……」という方も多いんです。私自身、アロマ

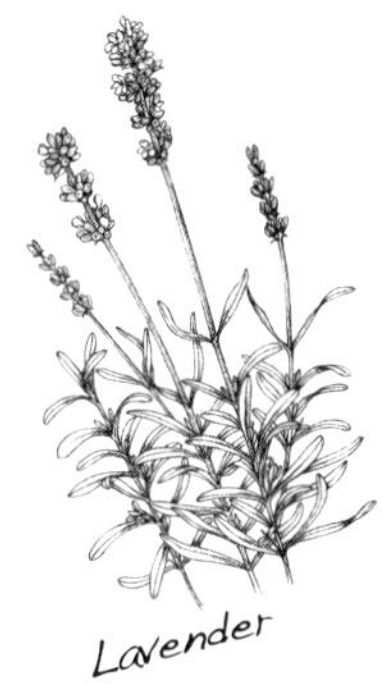

セラピーを学ぶ前、この香りは大の苦手でした。アロマスクールの初日の授業で、「私はラベンダーの香りが嫌いです」と自己紹介してしまったほど。そこで「それはセラピストを目指す身としては致命的ですね」と先生に言われた私は、「みんなの前でそんなこと言うなんてひどい！」と勝手に傷ついてしまって……。

でも、その夜、冷静になってふり返ってみると、先生は事実を伝えただけだったと理解できたのです。アロマセラピストを目指すというのにラベンダーを使えないのは、やはり厳しい。だから先生は正直に「致命的ですね」と言っただけ。

結局私は、先生に優しくしてほしかったのです。「これから好きになれるといいですね」など、勝手にそういう言葉を期待していた自分に気づきました。なんだかラベンダーに自分の弱さを見せつけられた気がして、ハッとしました。

それでも、ラベンダーはずっと好きになれなかったのです。でも、セラピストとしての経験を経て、アロマセラピーの講師として独立した頃でしょうか。気づけばラベンダーの香りが大好きになっていました。あんなに苦手だった香りが好きになるなんて……自分でも驚きました。

さらに**ラベンダーを「すごい！」と思ったのは、自分の〝鏡〟となる香りだと理解した**

ときでした。ありのままの自分を好きな人は、ラベンダーの香りが好きなのです。自分の中に見たくない部分、目を背けたい部分があると、それをそのまま映し出されるようでラベンダーの香りを避けたくなるのです。

私の場合は、実は繊細な性格なのに、職場では気が強くて責任感が人一倍という自分をずっと演じていました。そうしないと社会で認めてもらえないという恐れがあり、誰よりも頑張っていました。今思うと、ラベンダーの香りを通して、そんな無理をしている自分に気づいてしまうのが怖かったんです。そのことに気づくまで、ずいぶんと長い時間がかかりましたが、最終的には自分を好きになることができました。それは他の何でもない、アロマセラピーのお陰だと思っています。

私たちが幸せに生きるために、最も大切なのは「自己肯定感」といわれます。これは自分を愛するということ。自分をまるごと受け入れ、すべてにOKと言ってあげるということなのです。それをラベンダーが教えてくれると思いますし、アロマセラピーそのものが、この自己肯定感を育むセラピーなのではないかと感じています。

だからといって、すべてのクライエントにラベンダーをおすすめする必要はありません。

中にはこの香りが苦手という方もいらっしゃるでしょう。きっとその方の人生のタイミングで、ラベンダーを好きになるときがやってくるはずですから。

ラベンダーの花のヴァイオレットは、クラウンチャクラともいわれる第七チャクラの色。カラーセラピーでヴァイオレットは、宇宙の象徴の色とされ、宇宙と同調する存在へと私たちを導いてくれます。ラベンダーの香りにも同じような作用があります。宇宙と同調する、つまり、あるがままの自分でいるということ。ここには「自分をコントロールしない」という教えがあります。

自分に対して「もっと頑張らなければ」「もっと◯◯しなければ」と、コントロールを課している人は、ラベンダーの香りを不快に感じるかもしれません。それを手放して「もういい。私はこのままで私だから」と思えたら、すごく楽になれますね。そこでラベンダーを嗅いだら、不思議と良い香りに感じるかもしれませんよ。

五行でいうと、花は「火」の質。ありのままの自分と向き合い、それを表現させるエネルギーを感じます。そして葉はありのままの自分を確立させるための成長、「木」の質に関わります。

【Information】

ラベンダーといえば、一般にはリラックス効果があると知られていますが、成分を見ると、鎮静成分と同じくらい調整成分が入っています。**また、花の色のヴァイオレット＝紫色は、赤と青を混ぜた色です。鎮静を表す青と、活性を表す赤の両方を持っているということで、「バランサー」の作用があるのです。**

少量で用いると鎮静作用、多量に用いると活性作用があります。夜、眠れないときにラベンダーを芳香させるのは良いのですが、たくさん使うほど鎮静作用が増すと思って多量に使ってしまうと、神経が活性して朝まで眠れなくなってしまいます。夜の寝室には、枕元で1、2滴芳香する程度で十分です。香りをしっかり感じたいと思ったら、原液を1滴。手首やこめかみに擦りこむと、スムーズに眠りにつくことが出来ます。

【身体作用】

ラベンダーの花の色、ヴァイオレットは、カラーセラピーでは宇宙の色とされます。ラベンダーは、私たちの心臓の拍動や呼吸、睡眠時の脳波、月経サイクルなど、宇宙と同調するための生体リズムを本来の健康な状態へ調整してくれる作用があります。

【皮膚作用】

原液塗布できるほど皮膚粘膜への刺激は穏やかですが、使い過ぎるとかぶれるので注意して下さい。

【心理作用】

「こんな風に生きたいな」という願望があっても、目の前の現実に縛られて「理想を現実化させるなんて、無理」と自分の気持ちを抑圧している人は、ラベンダーの香りを試してみてください。大好きかもしれないし、逆に苦手かもしれません。**好きと感じる香りだけを使っていただきたいのですが、実は「苦手！」と感じる香りにも大切なメッセージが潜んでいるのです。まずは、香りと向き合ってみましょう。**

ラベンダーは、頭で考えすぎたり、不安や焦りがいっぱいな人の思考をクリアにしてくれる浄化の香り。常にいろいろなことを考えすぎてしまい、自己実現が難しくなっている

人におすすめです。

頭を空っぽにして一歩踏み出すことで、予想と違った現実がやってくるかもしれません。そんなとき、宇宙と同調する香りのラベンダーが**「現実に起きる出来事は、常に自分の成長にとって必要なこと」とリラックスしながら、現実を楽しめるよう導いてくれます。**

また、どんなに疲れていても、大変そうな人を見ると「私がやってあげる」と手助けして余計に疲れてしまうという人にも、ラベンダーは必要かもしれません。そういう人たちは、生まれ持った繊細さと共感心で、人と関わることに疲れてしまうことがあります。「繊細、優美」「優しさと尽きぬ愛情」という花言葉をもつラベンダーは、自分の繊細さをよく理解するようにと促してくれるでしょう。

この香りは、自分の天職や人生のテーマを知りたい人にも、試してほしい香りです。天職や人生のテーマというと、「すごいことを成し遂げなくては」と思ってしまう人がいますが、それはどこかで人と比べたり、人より優れていなければならないと思ったりしているから。そんな思いをすべて手放し、ラベンダーの香りと向き合ってみると、本当の自分は何が好きなのか、何をしているときに幸せを感じるのか、少しずつ感じ取れるようになっていきます。

天職や人生のテーマは、他の人の真似はできないし、職業や肩書の問題ではありません。しっかり自分と向き合い、本当に望んでいることを少しずつ実行する。その積み重ねが〝自分らしく生きること〟に繋がっていくのです。

自分の天職、人生のテーマを知りたいという人は、ラベンダーを使い続けてみてください。もしかしたら、5年後くらいには気づいているかもしれませんよ――こういうと「え、5年も!?」と言われることが多いのですが、急がば回れということです。

一生のうちのたった5年と考えれば、長いものではありません。「生きる目的がわからない」と嘆きながら、何にも気付かず、目的も見えないまま年をとっていく人も、たくさんいると思うのです。

そして、年齢と共に、だんだんと「まあ、いいや」と物事を深く考えなくなってしまう。それはそれで幸せなことかもしれませんが、「私が生きるテーマはこれだ！」と気づけたら、その方の人生はより輝きを増すはずです。

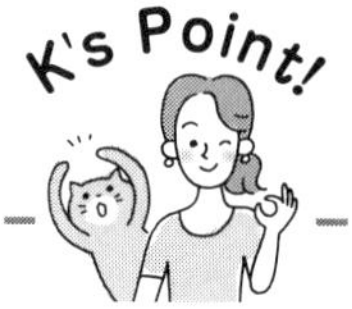

○「洗う」という意味を持つ、浄化のパワーが強い香り。

○鏡のようにありのままの自分を映し出すため、自分の中に認めたくない部分があると苦手に感じる香り。

○宇宙と同調させる香り。社会の中の本当の自分の役割に気付かせてくれる。

○天職や人生のテーマを知りたい人は、ラベンダーの香りと長く付き合って。

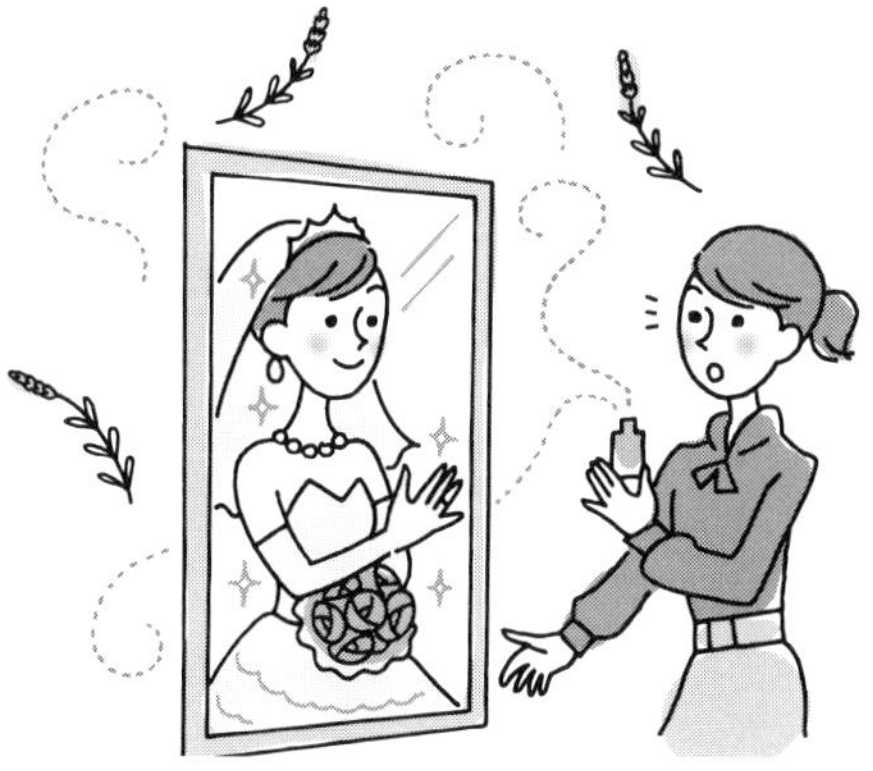

Lesson5 自由でピュアな自分に還る果皮の香り
［グレープフルーツ、ベルガモット、レモン］

5回目のレッスンでは、果皮から抽出するエッセンシャルオイルとして、グレープフルーツ、ベルガモット、レモンと、3種のエッセンシャルオイルについての理解を深めていきます。まずは果皮のエッセンシャルオイルの特性についてご紹介しましょう。

【果皮】のエッセンシャルオイルについて

私たちは果物を食べますね。果皮に限らずスパイス系やハーブ系でも、私たちが食べられるもののエッセンシャルオイルは、すべて消化器系に良い作用があります。

また、柑橘系の果皮の色は、黄色やオレンジ色。これはチャクラでもちょうど胃腸のゾーンにあたる第二～第三チャクラの色なのです。こうしたことからも、消化機能の調子を整えたい時、果皮のエッセンシャルオイルが役立つことがわかりますね。

続いて、果実＝実は、植物にとってどのような存在か考えてみましょう。花が受粉して実をつけます。実はスクスク成長し、熟すと木から切り離されて地面に落ち、実の中の種が新しい生命のサイクルを生み出す——つまり、実は植物の「子ども」にあたるのです。

その通り、果皮のエッセンシャルオイルの香りは、シンプルで元気になるものが多く、明るくて、純粋で、自由。まるで子どものようなエネルギーを持っています。

自分の中に明るさや純粋さといった子どものエネルギーを呼び戻したいときは、ぜひ果皮のエッセンシャルオイルを使ってください。

特に人と自分を比べてしまい、息苦しさを感じる人は、果皮の香りによって「自分は自分。自分らしくするのが1番！」とシンプルな思考になれます。

なお、果皮のエッセンシャルオイルといえば光毒性を持っています。そもそも柑橘系の果実は、日照量の多いところでよく育ち、果皮に太陽のエネルギーをいっぱい吸収させて大きくなるのです。その果皮をギュッと搾っただけなので、言ってみれば「太陽のエッセンス」そのもの。

香りからも、太陽みたいな明るさや陽気さを感じますし、見た目も黄色やオレンジ色でまんまる――まるで太陽のよう。ですから「陽に当たる部位に、太陽のエッセンス（＝果皮のエッセンシャルオイル）をつけてしまうと刺激が強すぎますよ」と教えてくれているのではないかと思うのです。

中でも、ベルガモットはまだ緑色の果皮で、これから熟して黄色に変わっていく状態なので、光を貪欲に吸収してしまう。そこから、果皮の中でも光毒性が特に高いと解釈できますね。光毒性が気になるときは、水蒸気蒸留のエッセンシャルオイルを。光毒性の成分が蒸留されないので安心です。

五行でいうと果皮のエッセンシャルオイルは「土」の質にあたります。土に還っていく質があり、食べると美味しい。次の世代に続く種も内包しており「豊かさ」の象徴ともいえます。では、果皮のエッセンシャルオイルを1つずつ解説していきましょう。

〈A：イメージングのシェア〉

生徒A

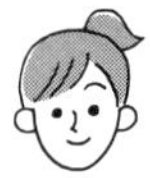

果樹園にいて、心地よさを満喫しているイメージが浮かびました。嗅いでいると、つま先まで香りが届く感じ。「まっすぐ生きなさい」というメッセージがありました。

生徒B

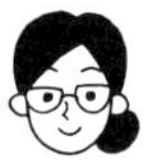

リフレッシュする香りで気持ちが軽くなりました。イタリアの果物を売っているマルシェ（市場）をイメージしました。とても好きな香りです。

生徒C

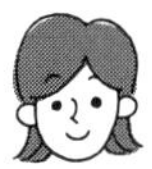

すっきりしていて、さわやか。黄色い光に吸い取られていくような感じがしたのですが、光が白に変わり、その中に戻っていくようなイメージでした。

K

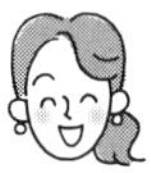

明るさとキラキラした感じ。解放感がすごくあって、海と空の映像が思い浮かびました。制限がない、自由、枠がないというイメージでした。

体内のデトックスや思考のクレンジングに
Aの香り…【グレープフルーツ】

成分がほとんどリモネンという、シンプルなエッセンシャルオイルです。この香りが好きな方は、面倒なことは苦手で、物事はシンプルが一番と考える傾向にあります。頭で考えすぎてしまい「シンプルになりたい」というときも、香りが心地よく感じます。そこから、グレープフルーツのキーワードはSimple（シンプル）。**体内のデトックスや思考のクレンジングなど、要らないものを流し去ってくれるのでクレンザーと呼んでいます。**

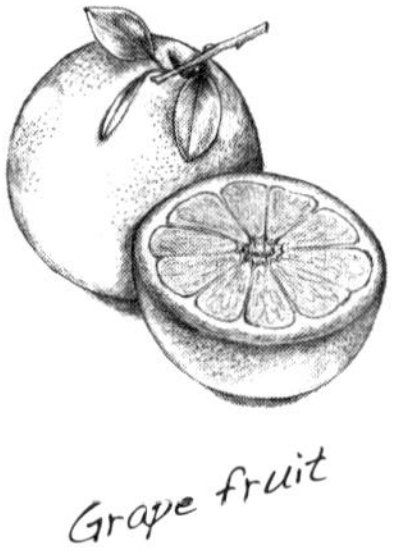

学術名は*Citrus paradisi*です。Paradise（パラダイス）、という言葉が印象的です。これはグレープフルーツが「楽園（パラダイス）の果実」として珍重されていたことに由来します。アロマセラピーでも、**目の前の世界をハッピーなものに変えてくれる香りです。**

現実に起きる事というのは、それ自体に意味はなく、私たちがそれぞれに意味づけをして生きています。目の前に起きることすべてにポジティブな意味付けをする人は幸せな人生を生きているし、すべてにネガティブな意味付けをしていたら、つらい人生を生きているということになります。

たとえば、朝8時発の電車にどうしても乗りたくて、駅まで走ったとします。でも、寸前でドアが閉まり、乗れなかった。これは、時刻表通りの8時に電車が出発した、というだけのこと。それなのに、「乗りたかった」という気持ちと「乗れなかった」という悔しさでイライラしてしまう……。

この場合、電車が悪いわけではありません。でも、その気持ちをどう消化していいか分からず、いつまでもイライラを引きずってしまう。そうなると、目の前のこと全部をイライラした視点で見てしまうので、「負の感情の連鎖」が始まってしまいます。

そんなとき、グレープフルーツの香りは感情をクレンジングしてくれます。電車に間に合わなかった。悔しい！というときに嗅ぐと、気持ちがパッと明るくなり、イライラした気持ちを忘れられます。そして「行ってしまったものは仕方ない。次の電車を待とう。好きな音楽でも聴こうかな」と、上手に気持ちを切り替えさせてくれるのです。

五行でいうと、「土」の質。幸せや満足感など、豊かさを感じさせてくれる香りです。また、子どものような気持ちに戻してくれる純粋な香りには、自分らしさをのびのびと伸ばしていく「木」の質も感じます。

【Information】

弱い光毒性があります。紫外線に当たる部位には4％濃度以下で使用とされていますが、現代は紫外線量が高いため、日中はできるだけ低濃度で使用するか、肌には使わない方が安全です。厚い果皮ですが収油率は低いので、他の果皮のエッセンシャルオイルに比べて高価です。

【身体作用】

体内浄化のトリートメントに非常に役立ちます。ストレスや感情を含め、いろいろなものを溜め込みやすい人は、身体にむくみや代謝不良が表れる傾向に。グレープフルーツを用いたトリートメントを定期的に行うと、心身のデトックスが進みます。

【皮膚作用】

夜のスキンケアに使うとクレンジング作用があり、くすみに効果的です。スキンローションを作ってパッティングしたり、キャリアオイルに加えてフェイシャルマッサージすることで透明感のある肌になると言われています。

【心理作用】

グレープフルーツの果皮の色である黄色は、カラーセラピーで幸せの象徴とされます。グレープフルーツは、黄色い果実をたくさん実らせることから、ヨーロッパでは庭にこの木を植えると幸福を呼びこむといわれているそうです。

また、子どもの頃に子どもらしくいられなかった人に必要な香りです。とても厳しい教育をされた、家庭環境が複雑だったなどの原因で、のびのび育った記憶がない、いつも怒られないようにと緊張していたという方は、肝機能が低下していることがあります。

自分らしさを確立するためののびやかな成長は、五行では「木」の質に関わりますが、木のエネルギーを押さえつけられると、そのフラストレーションが怒りとなって、木に繋がる臓器（＝肝臓）に負担をかけてしまうのです。結果、イライラしやすかったり情緒不安になったり、いつもだるさを感じるようになってしまいます。

グレープフルーツには強肝作用があるので、トリートメントやアロマバスなど、日々取り入れることで肝臓のケアに役立ちますし、子ども時代の苦しい感情をクレンジングして気持ちを上手に切り替えることもできます。食生活にグレープフルーツを意識的に取り入れることもおすすめです。

以前、こんなケースがありました。20代後半の女性クライアントが何度目かのトリートメントの際、「一緒に暮らしている彼との共依存に悩んでいる」と打ち明けてくださいました。たとえば、彼の帰宅時間が予定より1時間遅かったりすると、彼が玄関のドアを開けるなり頭の中が真っ白になって、気づくと馬乗りになって殴ってしまう。彼も、そうされることで自分は愛されていると思ってしまうというのです。

そして選んだ香りがグレープフルーツでした。「やっと出合えた！　この香りが大好き！」と大喜びな様子をみて、「グレープフルーツは、子ども時代の自分をなぐさめたいときに、好きになることがあるんですよ」とお伝えしました。

すると、彼女は小さい頃にお母様を亡くされ、お父様に育てられたとのこと。「心配をかけるとよく父に殴られていました。でもそれだけ私のことを大切に思ってくれていたんですよね」――今、彼にしている事は、子どもの頃に自分がされていたことだったのです。

それでも「父のことは大好き」という彼女に、トリートメントの後、こうアドバイスしました。「グレープフルーツの香りが気に入ったのなら、家で毎日使ってみてくださいね。きっと香りから思い出すこと、気づくことがたくさんあると思いますよ」。

アロマセラピーのいいところは、セラピストが「ああしなさい、こうしなさい」と強制するのではなく、ご自身が香りと向き合うことで、自分の中の大切なことに自ら気づいていけるところだと思うのです。

彼女は、この時を境にトリートメントを受けにいらっしゃらなくなりました。

数年後に偶然再会した際には、当時の彼とは別れて別の方と結婚し、お子さんにも恵まれて新しい家庭を築いていたのです。グレープフルーツをずっと自宅で使われていたそうで、「父の愛情表現が間違っていたことに気づきました」とおっしゃっていたのが印象に残っています。

気になる香りには、必ず自分に向けてのメッセージがあります。その香りとじっくり向き合うことで、必ずメッセージへの気付きがあり、人生をステップアップさせることができます。

スピード重視ですぐに結果が出るものが重宝される風潮もありますが、**アロマセラピーは表層的な部分ではなく、本質の部分に語りかけて変容を起こすもの。結果を急ぐものではないと思っています。「一生かけて香りと付き合う中で、どんどん自分を磨いていこう」というスタンスで香りを楽しんでいただきたいですね。**

K's Point!

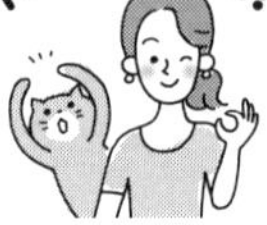

○目の前を一瞬にして明るい世界にしてくれる、Paradise（楽園）の香り。
○グレープフルーツは、心、身体、スピリットすべてをシンプルにしてくれる。
○体内のデトックス、感情の浄化など、クレンザーとして使える。

〈B：イメージングのシェア〉

生徒A

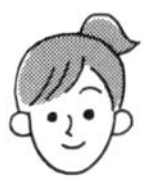

農家の家のような、懐かしい感じ。豊かさの象徴というキーワードが思い浮かび、「なるがまま身をゆだねて」というメッセージがありました。

生徒B

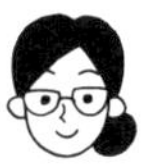

一面グレーな世界の先に光の線が見え、キラキラ輝く開けた世界が待っているという期待感。「もう少し踏ん張ってみようよ」という感じでした。

生徒C

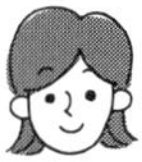

苦みがあって、のどにイガイガくる感じで、あまり好きな香りではなかったです。イメージ的に尖っていて、今の自分には必要がない香りなのかもしれないと思いました。

K

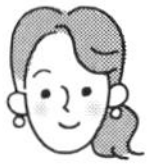

日が落ちて、昼から夜に切り替わるグラデーションを感じました。プライベートな夜の時間、自分の世界観を一人で楽しみたいときに、この香りがほしいと思いました。

本当の自分を追求したい人に
Bの香り…【ベルガモット】

ベルガモットはグリーンの果皮のエッセンスなので、黄色やオレンジの果皮のものとは若干作用が異なります。色からも、五行では「木」の質をもつことがわかります。ツル科の植物を思い浮かべるとイメージしやすいでしょう。どんどん制限なく伸びていく質。たとえ障害物があっても、それをかいくぐって伸びていくパワーがあります。

グリーンはカラーセラピーで「真実の探求者」という呼び名があり、緑色が好きな人にとって、人生とは「本当の自分を探す旅」。そのため、さまざまな体験をすることを望みます。一つの仕事で一生を終える人はほとんどいません。いくら人に羨ましがられる仕事であっても、自分にとっての学びが無くなったと感じると、あっさり辞めることができます。

ただ、辞めるときにはとても葛藤します。グリーンは森の色（＝調和の象徴）でもあるので、自分が辞めることで他人に迷惑がかかることをとても気にします。それでも結局は

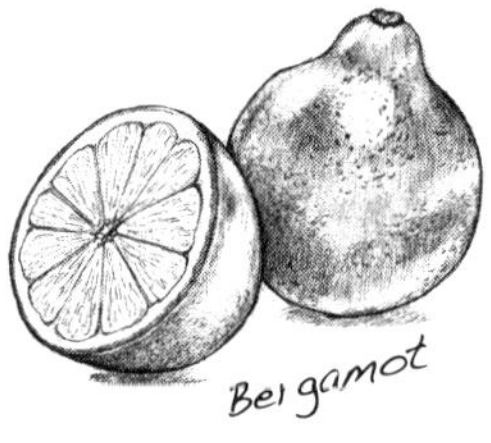

辞めることを選択するのですが、本当の自分を確立しようとすることで、真の意味での宇宙との調和を体感したいのだと思います。**ベルガモットは、そんな「真実の探求者」にピッタリ。人との調和を大切にしながら、より成長したい人、本当の自分を追求したい人をサポートします。**

【Information】

果皮のエッセンシャルオイルの中で最も光毒性が高く、紫外線に当たる部位には0・4％以下の希釈率で使用することがすすめられています。

【身体作用】

受験、転職活動、資格取得など、何か目標を掲げ、それに向かって頑張っている人の心身を応援してくれる香りです。体中を巡っている気（エネルギー）が、心配事やプレッシャーで滞ると、自律神経の乱れ、ＰＭＳ、腹部のハリなどを感じるようになります。そんなときは、アロマバスやトリートメントなどで積極的に使ってみてください。

【皮膚作用】

日中は光毒性が心配なので、夜のスキンケアに使いましょう。0・5％濃度以下でスキンローションやトリートメントオイルに加えると、ニキビ肌や脂漏に効果的です。

【心理作用】

目標達成のサポートに役立つ香りなので、がんばり屋さんにおすすめです。グリーンは、ハートチャクラの色。そして、実は「隣の芝は青く見える」「the green-eyed monster（嫉妬）」というように、人と自分を比べてしまう、という質もグリーンに象徴されます。「人に負けたくない！」という対抗心から生まれた頑張りは、いつかハートを疲弊させてしまいます。

ベルガモットは、自分と他人に境界線を引き、自分の歓びのために頑張る純粋な気持ちを呼び起こしてくれます。頑張ろうとしていることに迷いがある場合、「本当にハートが望んでいることなのか？」「誰かに負けたくないという対抗心からなのか？」自分の正直な気持ちに気づかせてくれる香りです。

K's Point!

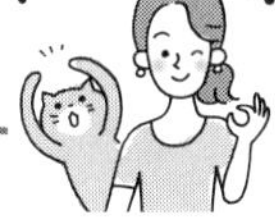

○ベルガモットは「真実の探求者」にピッタリ。自分が本当に望んでいることに向けてエネルギーを発揮させてくれる。

○「あの人には負けたくない！」という対抗心からの頑張りは、いつかハートが疲れてしまう。自分のハートに正直にさせてくれる香り。

○光毒性が強いので、日中の使用は避けて。

〈C：イメージングのシェア〉

生徒A

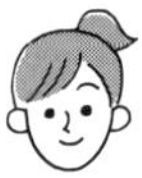

海と光のイメージで、黄色とグリーンのグラデーションを思い浮かべました。身体の反応としては、唾液がたまる感じ。「穏やかに」というメッセージがありました。

生徒B

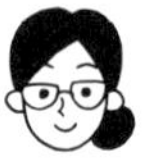

とてもフレッシュな感じがして、黄緑とかグリーンが思い浮かびました。胸が広がるような感じで、香りの周りにキラキラした光があるように思いました。

生徒C

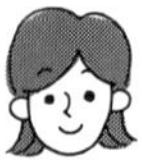

おなかが温かくなり、まぶしい光が空から降ってくるイメージでした。肩の力が抜けて、自然とやる気が湧いてくるような香りだなと思いました。

K

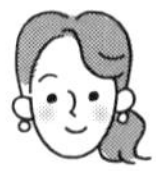

甘い中にすっきり感があり、動きがある香り。停滞している自分を動かしたいときに嗅ぐと、黄色い細いエネルギーで、しっかり動きを与えてくれるように感じました。

これからは自分の価値観を大切に生きたい！という人にピッタリ Cの香り…【レモン】

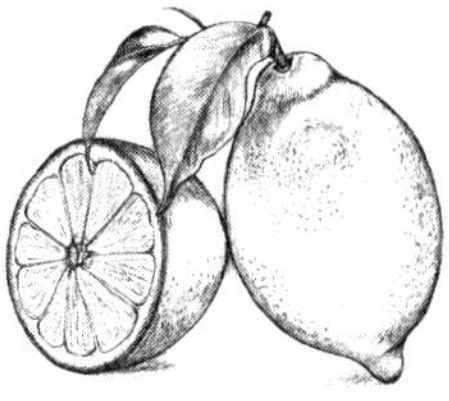

Lemon

柑橘類の中でレモンだけ両端がきゅっと引き締まっていますね。その形通り、レモンには集中させる、引き締めるといった作用があります。

オレンジやグレープフルーツは気持ちをまるくし、何かを受け入れることをサポートする香りですが、レモンは気持ちをスッキリさせて、迷いを消してくれる香り。何かを決めるとき、ハッキリと自分の本意を主張したいときの助けとなります。

イエローは、カラーセラピーで光の象徴とされ、明るさや未来、希望などと繋がります。レモンもキラキラと輝くような明るい香りで、私たちの内側に光を当てるところから、キーワードはAwakening（目覚め）。「今までは人の価値観に合わせて生きてきたけれど、これからは自分の価値観を大切にして生きたい」という意識の目覚めには、レモンがピッタリです。

また、果皮のエッセンシャルオイルの中で、最も冷やすエネルギーが強いので、胃のムカムカや、気持ちのイライラをクールダウンしたいときにも役立ちます。体が冷えているときに、レモンを使いたいという方はあまりいらっしゃいません。「冷やしたいところに使う香り」と覚えるとよいと思います。

五行でいうと、「木」の質、さらに自我を目覚めさせて自己表現にも繋がる「火」の質を感じます。

【Information】

レモンも光毒性があり、紫外線があたる部位には2％濃度以下で使用とされています。

ただし、紫外線量が高い日は、なるべく肌に使用することは避けた方がよいでしょう。

【身体作用】

仕事や家事、子育てに追われたりして「すごく疲れている」というクライエントに、ラベンダーやサンダルウッドなど鎮静作用のある香りを勧めがちではありませんか？ 実はここにセラピーの落とし穴があります。

どんなに疲れていても、「まだ、頑張らなくては！」という人に、こうした鎮静作用のある香りを使うと、自分のテンションとのあまりの差に気分が悪くなったり、不安定になったりする場合があります。

「疲れているんです」という方には、トリートメント後のご予定を尋ねてみてください。

「すごく疲れているけれど、まだやることがあって」という方の場合は、レモンがとても好まれます。気分がリフレッシュし、身体の疲れが吹き飛んで元気になれるからです。

【皮膚作用】

夜のスキンケアに使うと、漂白作用によりシミやくすみに効果的。皮膚軟化作用があるので、イボや魚の目などには原液を1滴塗布して上から絆創膏で覆います。毎日繰り返すと、次第に柔らかくなって切除しやすくなります。（※光毒性が心配なので、日光が当たる部位は避けて下さい。）

【心理作用】

レモンの刺激的な香りで意識をはっきりさせます。頭の中がごちゃごちゃの人、気持ちが散漫な人、あれもこれもと気ばかり焦って行動が伴わない人に、頭を冷やして冷静な思考を与えてくれます。**「今、大事なことは何か」を考えさせて、優先順位をつけさせてくれる香りです。**

レモンの色であるイエローは、カラーセラピーでは「見失っている」「混乱している」というサインの色でもあります。光の象徴とされますが「光がまぶしすぎて見えない」という状態とも捉えられるからです。

自分を見失うというのは、自分の中の混乱だけでなく、他人からの影響が強すぎる場合もあります。人のパワーに巻き込まれてしまいそうなときは、レモンの香りで気持ちをしっかり引き締め、イエローのチャクラ（＝第三チャクラ）の自我のパワーを高めると、自分の主張をきちんと貫くことができます。

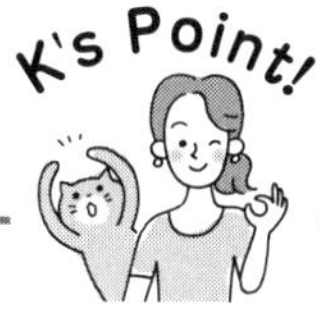

○レモンはAwakening（目覚め）の香り。意識を変えたいとき、より自分らしく変化したいときのサポートに。
○「今」に集中させてくれるので、気持ちが散漫なときに。
○自分をしっかり自己主張したいときに、迷いを消してくれる香り。

Lesson6

心やスピリットの傷を癒す木・樹脂の香り

【サンダルウッド、シダーウッド・アトラス、フランキンセンス】

6回目のレッスンでは、木・樹脂から抽出するエッセンシャルオイルとして、サンダルウッド、シダーウッド・アトラス、フランキンセンスと、3種のエッセンシャルオイルについての理解を深めていきます。まずは木・樹脂から抽出されるエッセンシャルオイルの特性についてご紹介しましょう。

【木・樹脂】のエッセンシャルオイルについて

今回は木と樹脂という2つの抽出部位のエッセンシャルオイルについて、深めていきます。まず、木のエッセンシャルオイルは、幹の中心部分（＝心材）から抽出します。木の幹は、私たちの身体でいうと体幹部にあたります。幹がしっかり安定していないと、木はグラグラしてしまいますね。つまり「安定」のエネルギーを持っているということ。

心材とは「中心軸」です。どんな状況でも周囲に振り回されることなく自分の軸をしっかり保ちたいとき、木のエッセンシャルオイルがサポートしてくれます。また、木の幹には、根から吸い上げた水分を枝葉へ循環させる働きがあります。そのため、木のエッセンシャルオイルは体内の水分循環も促進させるので、むくみなどの改善に有効です。

さらに、私たちの体幹部の中心には脊柱があって、その中に脊髄神経が走っていることから、心材のエッセンシャルオイルは脊髄神経に作用すると捉えます。何かしらの痛みを感じる場合に助けとなります。痛みの感覚は脊髄神経を通って脳に伝わるので、神経系を安定させることによって痛みの感覚を和らげてくれるというわけです。

五行では、「木」の質。周囲の影響を受けずに、自分自身をしっかり確立させようとする、まっすぐな力強さを感じます。

続いて樹脂ですが、薫香として古代から神聖な場で扱われてきた歴史があります。意識を覚醒させ、日常の中に神聖さを見出す助けとなる香りです。

ナイフや斧で木を傷つけると、そこを守ろうとして樹脂がにじみ出ますね。つまり、樹脂には傷ついた樹皮を守り傷口を癒す、プロテクト剤としての役目があるのです。私たちの身体で考えると、皮膚が傷ついた時に傷口を守る、血液といったところでしょうか。そのため、**樹脂のエッセンシャルオイルは癒傷作用に優れるという特徴があります。さらに皮膚だけでなく、心やスピリットの傷にも癒しのエネルギーを注いでくれます。**

心地よい香りを嗅ぐと、「この香り、癒される〜」と表現される方が多いのですが、癒しという言葉は「傷を癒す」というように、傷がついていることが前提です。そう考えると、**一番の癒しパワーを持っているのは、樹脂のエッセンシャルオイルということになりますね。また、血液と重なるところから、月経トラブルにも有効です。**

ここで、痛みについて少し考えたいと思います。たとえば、ある女性が彼とデートの約束をしているとしましょう。朝から快晴で、気持ち良く通勤。仕事ははかどり、上司にほめられ、午後の仕事もサクサク進み、定時に終わって彼とのデートを楽しみました。その帰り道、彼と歩いていたとき、道に空いていた穴に足をひっかけて派手に転んでしまったとします。彼が「大丈夫？」と優しく手を引っ張って起こしてくれたら、「やだ、転んじゃった」というくらいで、この女の子はそんなに痛みを感じないと思うのです。

一方、朝から雨が土砂降りで、通勤途中、車に泥水をはねかけられて遅刻。上司にはこっぴどく叱られ、ショックで仕事もはかどりません。その結果、残業することに。1時間遅れて待ち合わせ場所に着くと、彼はいません。何度電話しても通じず、不安でいっぱいの気持ちで1時間待っても、彼とは会えませんでした。土砂降りの中、真っ暗な道を1人でトボトボ歩いていたら、道に空いていた穴に足をひっかけて転んでしまった――これは、ものすごく痛いと思うんですね。それは、心の痛みも重なっているから。

このように、私たちの身体の痛みは、心の痛みが重なっている場合があります。セラピーにいらっしゃるクライエントも、さまざまな身体の痛みを訴えますが、それは社会的な痛みや精神的な痛みが複合的に絡み合っていることがほとんどです。それらすべての痛みに同時にアプローチできるのが、エッセンシャルオイルの素晴らしさだと思うのです。

もし、先ほどの後者の女の子が帰り道にアロマセラピーサロンに寄ってくださったら、トリートメントに使うエッセンシャルオイルの候補には、木と樹脂の香りを選びたいですね。ショックや不安な気持ちを落ち着け、自分を取り乱さないように軸を保たせてくれる木の香り。そして、**深く傷ついた心を癒す、樹脂の香り。これらは彼女の痛みをそっと包み込み、「大丈夫だよ」という安心感の中で癒しのプロセスを進めてくれるはずです。**

〈A：イメージングのシェア〉

生徒A

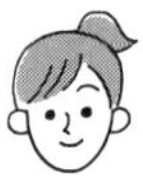

頭の中のおしゃべりが止まるような感じがしました。中国っぽい香りで、朝もやの中に川が流れているような静かな世界が思い浮かびました。

生徒B

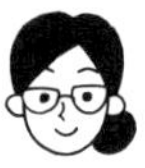

自分の中心に意識が集中し、「私には私の考えがあっていい」と再認識させてくれる香りでした。静寂さがあり、優しく高貴で品のある香りでした。

生徒C

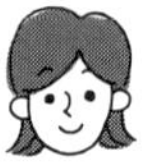

受け取ったメッセージは「そこにエゴはない」。ハグされたときのような安心感の中で「何をしてもいいんだよ」と周りにゆだね、信頼する気持ちを思い出しました。

K

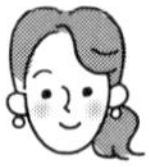

繊細で品があり、洞察力が高まるような神聖な香り。メッセージは「他人の価値観は自分の価値観を認識するためのもの。つねに自分の価値観で生きなさい」でした。

生きることへの感性を高めてくれる香り
Aの香り…【サンダルウッド】

サンダルウッドは古くから寺院で瞑想の薫香として、また、儀式などでも使われてきました。東洋人にとっては神聖な香りというイメージですが、西洋人からすると、フェロモン臭を感じさせるのでセクシュアリティを高めるイメージが強いそうです。文化の違いで、香りに対するイメージも全く違うようですね。

サンダルウッドといえば、やはりインド。紀元前3500年にはすでに使われていた歴史があり、インド最古の文献では「王のように素晴らしい香りである」と紹介されています。

そして、インドの中でもマイソール産（老山白檀）が最高級といわれています。ただ、絶滅が危惧され、現在は乱伐を防ぐため政府が木を管理しています。上質のエッセンシャルオイルは樹齢60年の木から作られていて、若くても30年は待たなくてはいけないので、採取する木が無くなりつつあるのです。価格も高騰していて、各メーカーはマイソール以外の産地のサンダルウッド・オイルを作り始め、需要と供給のバランスを取っています。

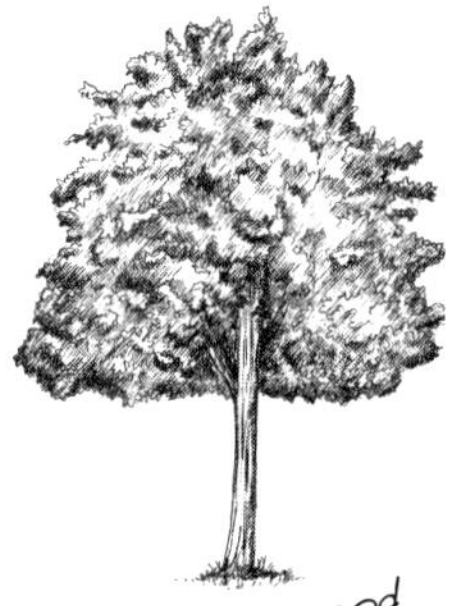

私はニューカレドニア産のサンダルウッドも使っていますが、海、風、青空を彷彿とさせるような開放的な香りです。植物が育った土地の影響でエネルギーが全く変わるんですね。香りのプロの中には、「サンダルウッド」という称号を与えられるのはマイソール産だけという人もいます。確かにこの香り特有の厳かさや神聖さは、マイソール産ならでは。とはいえ、インドのサンダルウッド事情も踏まえて、上手に使い分けたいですね。

サンダルウッドは半寄生樹で、ほかの木に寄生して栄養をもらって育ちます。陰性が強い女性的な木で、自ら立つというよりは、上手に育ててもらうタイプの樹木です。インドでは「涼を呼ぶ木」と呼ばれるほど熱を冷ます力が強いので、サンダルウッドで扇子を作り、香りで涼やかさを感じるという理にかなった使い方がされています。**トリートメントやセラピーでも、心身を冷やしたり、湿性を高めたりしたい場合によく使います。**

そして、**自分の内面を自由に旅させてくれる香り**ということから、キーワードはInner Journey（インナージャーニー）。自分自身と向き合わせ、自分の本質への気づきを深めてくれるので、瞑想やヨガによく使われます。ただし、意識を内側に深く向けるので、ふさぎ込んで気持ちが冷えている人にはしんどい香りかもしれません。

五行でいうと、木は土がないと安定できないので、「土」の質が強いです。土と繋がる感情は「思い」。悩みがあると、土の質を持つ香りに惹かれる傾向があります。また、魂に響き自分の本質と向き合わせてくれる香りでもあるので「水」の質も持ち合わせています。

【Information】

抑うつ状態の時に使うと、気分が滅入るといわれます。自己卑下、自己否定といった気持ちが強い人には、さらに落ち込みを強くする可能性がありますので気をつけてください。ただし「うつ」と言われる状態でも、その根底に「怒り」がある場合には、この香りを好む方が多いように感じます。会社や家庭で感じるイライラや怒りの炎。自分のエネルギーが燃え尽きたときに突然ガクンと無気力状態に陥ってしまう。でも、怒りの火はまだくすぶっている。そんなときは、この香りが怒りを鎮め、気持ちを落ち着けてくれます。

【身体作用】

神経系を静かに落ち着けるので、イライラ感や焦り、緊張性の不眠、頭痛などにおすすめです。水分の循環を促す作用もあるので、トリートメントで用いるとむくみの緩和に。また、老年のエネルギーを持つことから、高齢者のケアに使いやすいという特徴がありあます。「白檀」の香りには馴染みがあるという方が多いので、アロマを知らない方にもおすすめしやすいですね。

【皮膚作用】

冷やすエネルギーを持つことから、日焼けした肌や、保湿作用があるので、乾燥肌に適しています。もちろん老化肌のケアにも。敏感肌にも使える、穏やかな使い心地です。

【心理作用】

忙しすぎたり、焦りがあったりすると、一旦立ち止まって、自分を冷静に見つめ直したくなる時があると思います。そんなときに頼りたくなるのがサンダルウッド。アロマバスやトリートメント、もちろん瞑想のパートナーとしても最適です。**中心軸を取り戻すこと**

ができるので、忙しさや焦りに巻き込まれて自分を見失うことなく、それらが何の学びとして起きているのか、気づくチャンスを与えてくれます。

私は「生きることへの感性を高める香り」という表現が好きです。サンダルウッドは「今」に意識を集め、目の前のことに全身全霊で向き合わせてくれます。常に今を大切にすることが、人生そのものを幸せに導くことに繋がります。過去への執着や未来へのこだわりで苦しさを感じたときは、この香りに助けを求めてみてください。これらをすべて手放し、目の前に広がる現実だけに意識を向けられるようになります。

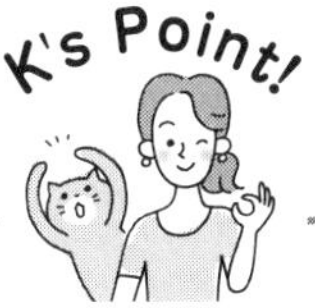

- ○「涼を呼ぶ木」と呼ばれるほど、冷やすエネルギーが強い。
- ○自分と静かに向き合って、心の中を自由に旅させてくれる香り。
- ○今に意識を集めて、過去や未来へのこだわり、執着を手放させてくれる。
- ○老年のエネルギーを持つので、高齢者、老化肌のケアに向いている。

〈B：イメージングのシェア〉

生徒A

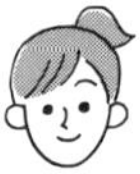

甘く優しいフルーツの香りで、真実を見通す力を与えてくれる感じがしました。まんまるい水晶が思い浮かび、そこに自分が思うものが映し出されるようなイメージでした。

生徒B

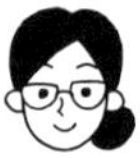

呼吸を助けてくれる感じのあと、頭が締め付けられ、暗いトンネルを覗き込んでいるイメージ。ただ、暗い気持ちではなく、何がくるのだろうかと待っている感じでした。

生徒C

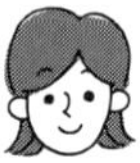

親友になりたいと思う香り。「潜在意識を常に意識しなさい。本当に自分は何をしたいのか。何をしたとしても、なるようになる」と言われている感じでした。

K

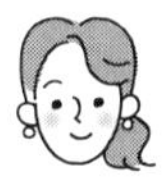

思い込みを取り払い、現実を「無」の視点で見ること。そして、そこに愛をのせ、自分自身で現実を創り上げることが大切だと気づかせてくれる香りでした。

自分を信じたいときに、ぶれない軸をつくってくれる
Bの香り…【シダーウッド・アトラス】

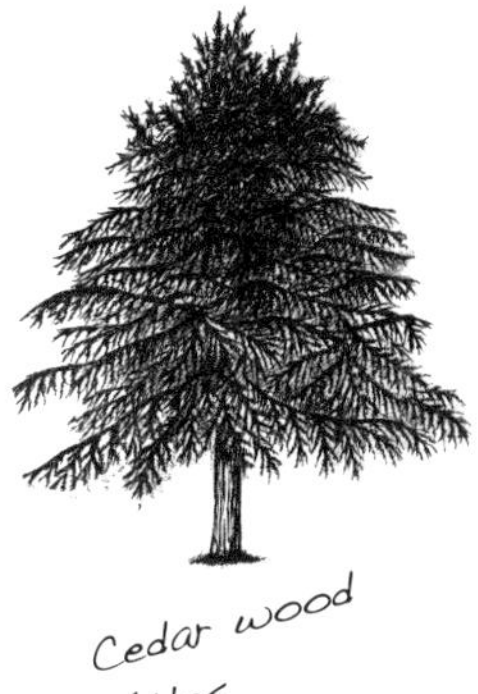

シダーウッドはいくつか種類がありますが、今回ご紹介するのはアロマセラピーでもっともポピュラーなアトラス種です。樹齢１０００～２０００年にもなる長寿の木です。

「シダー」というのは霊的なパワーを意味し、古代から宗教との結びつきも深く、寺院や棺作り、また宗教儀式の薫香として利用されてきた神聖な木です。防腐効果が高いことから、古代エジプト時代にはミイラ作りに使われたのは有名ですね。

フランキンセンスやミルラと同じように、聖書にもたくさん登場します。幹が非常に硬

く、天に向かって真っすぐ伸びる木なので、神への固い信仰心を象徴する木とされました。

キーワードは「天とつながる」。スピリチュアリティを高め、生きる意味や目的を理解し、「私はこう生きる！」と、ポリシーをしっかり固めさせてくれます。そんな強さや勇気を与えてくれるので、パワーウッド（Power wood）とも呼んでいます。学術名*Cedrus atlantica*の*Cedrus*の語源は、アラビア語でパワーを意味するkedronという言葉だそうです。

シダーウッド・アトラスはマツ科に属する木の心材（幹の中心部分）を使いますが、樹齢20年くらいの木からエッセンシャルオイルを抽出しています。

サンダルウッドに比べるとシダーウッドは男性的で、強い意志を感じさせる香りです。ぶれない軸を作ってくれるので、決めたことを貫き通したいとき、自分の内側の力を信じたいとき、心強い助けとなってくれます。

五行でいうと、「土」の質の固さや安定性、そして人生の目的に目覚めさせる志に関わる「水」の質を持っています。

【Information】

高濃度使用で皮膚刺激性、乳幼児や妊娠期への使用を控えること、とされています。適切な濃度に希釈してから使いましょう。

【身体作用】

神経系の強壮作用があり、疲れているけれど、もうひと頑張りしたい！というときにおすすめです。プレッシャーや緊張を感じて身体が縮こまっているとき、呼吸を深くしてリフレッシュさせてくれます。冷え性でむくみを感じる方のトリートメントにも。

【皮膚作用】

脂性肌向け。香りも男性的なので、男性のスキンケアに向いています。脂っぽい髪や頭皮にも有効なので、ヘッドマッサージに使うことで、脂性のフケや脱毛ケアに。

【心理作用】

志を強化する香りといわれます。動揺したときや迷いがあるときに、シダーウッドは本領を発揮してくれますね。どんな状況でも肯定的に捉えて、逆境を学びのチャンスと捉える強い心にしてくれます。

香りがその人の意志や生き方を変えてくれることはありませんが、自分でそれらを変えたいと決意したとき、香りは非常に大きな支えとなってくれます。すべては「自分がどうしたいか？」。その意志をしっかり立てることで、初めて自分の人生を生きることができます。

昨日までNOだったことを、今日からはYESに変えたいという内面の価値観の変化も後押ししてくれます。シダーウッドは固さや強さが特徴ですが「1度決めたことは意地でも変えない」という頑固さではなく「自分の意識に実直になる」というニュアンスです。「変わることは成長のステップ」というメッセージを与えてくれるのです。

どんな人にも人生の転換期があって、その時期は毎日が辛く感じます。けれど、「ああ、つらい」と嘆いてあらぬ方向に流されてしまったら、それはもう自分の人生ではなくなってしまう。「より良い生き方をするためのステップアップの一つだ」とつらさを肯定的に捉えることができたとき上に引っ張り上げてくれるのがシダーウッドのエネルギーなのです。

実は、私がアロマセラピーを学び、最初に自分で買ったエッセンシャルオイルがシダーウッドでした。

今振り返ると、当時の私は自律神経失調症に悩まされ、でも一人暮らしだったのでお給料を稼がなくては……という生活に、何の希望も持てずにいました。アロマセラピーと出合い、「これを仕事にしたい！」と本気で思うようになったのです。ただ、アロマセラピーの仕事などほとんど無い時代でした。「そんなの無理」と言われることも多かったのですが、自分の中で「絶対に仕事にするぞ！」と意志を固めたとき……シダーウッドの香りが好きになったんだな、と。とってもわかりやすい心理ですよね。

最後に、セラピストを含め人を助ける仕事をする人は、まず自分が満たされていることが大事です。シダーウッドの豊かな香りで自分を満たし、そこから溢れた分を人のために使うことを忘れてはいけません。人のために働く仕事をしている方々の場合、ちょっと疲れたなと感じたときは、この香りでエネルギーチャージすることをおすすめします。

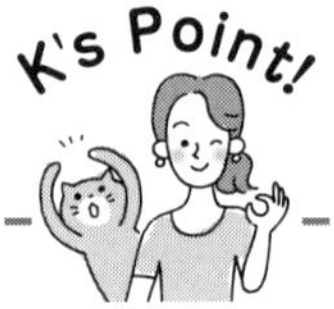

○シダーウッドは天とつながる香り。意識を高くし、自分が本当に望む生き方に進むサポートをしてくれる。

○心・身体・スピリット・感情すべてに力を与えてくれる、Power wood（パワーウッド）。

○人を助ける仕事をする人のエネルギーチャージとなる香り。

○男性の脂性肌向き。頭皮ケアにもおすすめ。

〈C:イメージングのシェア〉

生徒A

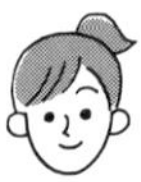

最初に思い浮かんだのは、ラクダのにおい。見渡す限り広い砂漠が広がるイメージでした。ずっとかいでいるとグラウンディング力を強めてくれる感じがしました。

生徒B

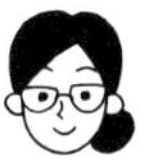

すごく元気がもらえる香りだなと思いました。のどがすっきりして、開く感じ。黄色い円の周りを水色がさわやかに包んでいるようなイメージの香りでした。

生徒C

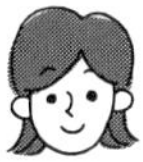

革命の香りでした。すごく刺激があって、かつ背筋がピンと伸びるよう。厳しいけれど、そこに愛がある。深く吸い込むと、希望が湧いてくるような香りでした。

K

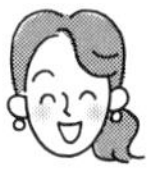

無邪気で純粋な、子どものように可愛らしい香り。「人に優しくしてもらいたいと思うなら自分から笑顔に」というメッセージで、現実は自分の意識の投影だと感じました。

日々の慌ただしさから抜け出させてくれる神聖な香り
Cの香り…【フランキンセンス】

フランキンセンスという言葉は、中世フランス語でフランク・エンツェンツ＝「本物の香り」「質の高い薫香」という意味を持ちます。乳白色をしていることから、日本では乳香とも呼ばれます。

古代から神聖な香りとして特別に扱われてきたもので、古代エジプト時代には、太陽神（ラー）に捧げる香りとして日の出の時に焚かれていました。この時代は、神様のいる場所、つまり時刻というものを香で伝えていたといわれています。また、ファラオは神とコンタクトを取る際にフランキンセンスを用いたともいわれています。

また、イエス・キリストが誕生した時に、東方の三賢者が捧げた贈り物の一つとしても有名で、現代でも教会で焚かれています。

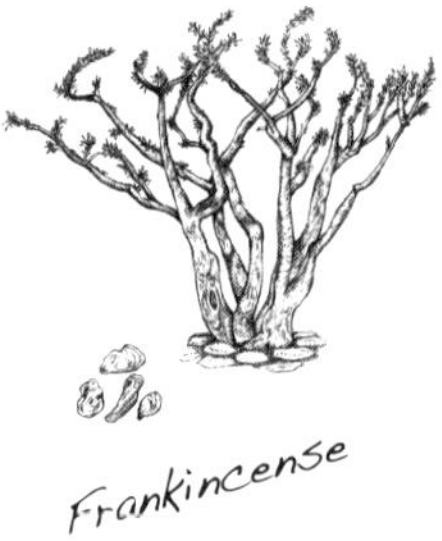

意識を覚醒させる作用があり「自分にとって一見イヤなこと、つらいことがなぜ起きているのか？」「それは自分にとって何を意味しているのか？」と、物事の真意を理解する

サポートをしてくれます。表面的にはネガティブな出来事も、実は自分の成長に必要なギフトであるという、自分自身への気づきを深める香りなのです。

チャクラでは、第七チャクラとつながります。私という「個」の存在は全体の一部であるという「調和」がテーマ。自分の内側の状態が、目の前の現実をつくっていることを理解し、自分と同じように他人を大切にする慈愛の気持ちを育むチャクラです。

心や身体の中に詰まっている不要なものを手放し、通りを良くしてくれる作用から、私はThrough Oil（スルー・オイル）と呼んでいます。言いたいことを我慢していたり、やりたいことを抑えていたりすると、エネルギーが滞ってしまいます。そんなときに、フランキンセンスの香りはエネルギーの巡りをよくしてくれるので、ストレスを溜め込みやすい人におすすめです。

五行でみると、古い価値観を手放して新しい意識へとステップアップする、動きを表す「金」の質。魂や本質に響く香りなので、「水」の質も感じます。

【Information】

禁忌事項は特になく、どんな方法でも使える、扱いやすいエッセンシャルオイルです。

【身体作用】

通りを良くするという特徴があるので、いわゆる気の滞りから起きる症状全般に有効です。特に、喉の詰まり、胸のつかえといった呼吸器の不調と、人間関係のストレスからの月経トラブル、緊張性の便秘などに。また、考え過ぎて良いアイディアが浮かんでこないときには、閃きや直感を降ろしてくれます。

【皮膚作用】

「若返りのオイル」と言われるほど、美容効果に優れています。老化肌をはじめ、どんな肌でも使えますので、日々のスキンケアに気軽に取り入れてみてください。

【心理作用】

仕事や時間に追われ、自分らしさを見失っている人に、ぜひ使ってもらいたい香りです。**目の前の慌ただしさに巻き込まれている意識を引っ張りあげ、自分を客観視させてくれます。そして「今、何を選択するか」「今、どこに意識を向けるか」という気づきをもたらします。**この香りが苦手な人は、新しい意識を受け入れる準備ができていないということです。でも、それは悪いことではなく、すべてはタイミング。何かの感情に浸っていたいときというのは、誰にでもあることだと思います。たとえば「私は辛い」と、悲劇のヒロインである自分に浸ることも、すごく大事なことなのです。そうしている自分に飽きたら、次に進もうと思うはずです。そのタイミングで、この香りを使ってもらえたらと思います。

K's Point!

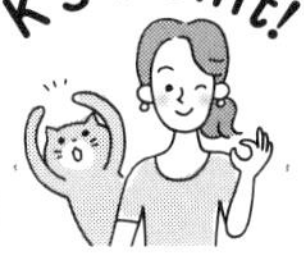

○古代から神聖な香りとして、特別に扱われてきた香り
○すべての詰まりを通してくれる、Through oil（スルー・オイル）。
○「若返りのオイル」と呼ばれ、老化肌のケアに適している。

Lesson 7

香りの調和を体感!・オレンジ樹各部位の香り

［オレンジ・スウィート、ネロリ、プチグレイン］

7回目のレッスンでは1つの植物の各部位から抽出される香りとして、オレンジ・スウィート、ネロリ、プチグレインと3本のエッセンシャルオイルについて理解を深めていきます。

【オレンジ樹各部位】のエッセンシャルオイルについて

私が初めてアロマセピーを学んだ先生は、「アロマセラピストは、プロのパフューマーです」と、成分だけを重視するブレンドは良しとされませんでした。そのお陰で私は、エッセンシャルオイルをブレンドする際、効果を考慮しながらも、常に**「心に響く香りのハーモニー」を自然と意識するようになりました。**

オレンジ樹は、果皮（オレンジ・スウィート）、花（ネロリ）、枝葉（プチグレイン）と、3つの部位からエッセンシャルオイルが抽出されます。ブレンドすると、同じ仲間ならではのハーモニーを感じます。
そこで今回は、みなさんにも香りのハーモニーを体感していただきたいと思い、オレンジ樹の3種を取り上げました。本当はオレンジ・ビター（果皮）をご紹介したいところですが、皮膚刺激が強いためアロマセラピー向きではありません。そこで、刺激が穏やかなスウィートの方をご紹介します。

〈A：イメージングのシェア〉

生徒A

スッと肺に入り込でくる柑橘系の香り。淡い黄色の丸い光が見えるような感じで、純粋さ、子どもの無垢な笑顔というイメージが浮かびました。

生徒B

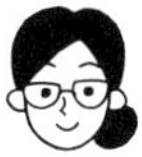

嗅いでいるうちに、自然と笑顔になれる香り。甘酸っぱくて、幸せな気持ちになりました。イメージとしては、海が見えるみかん農園が思い浮かびました。

生徒C

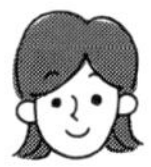

さわやかで純粋な香りで、あれこれと頭の中で考えていることを一度ゼロにしてくれる感じ。メッセージは、「大人の心と子供の心を持つことで人生が広がる」でした。

K

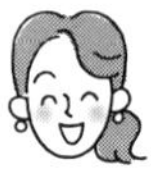

気持ちを真っ白にしてくれて、ピュアな心を思い起こさせる香り。頭で考えるより、心がワクワクすることを選択しようと促してくれているような気がしました。

テーマはJOY!　思いっきり楽しもうよ!

Aの香り…【オレンジ・スウィート】

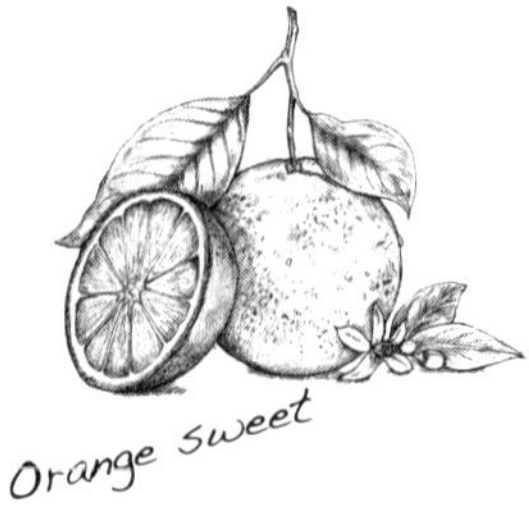

オレンジは、まんまるの形が太陽のようですね。そして温かみを感じます。実際にオレ

ンジ色の食べ物は身体を温める効果があり、全身オレンジ色の服を着ると体温が上がるといわれています。そんなオレンジ・スウィート（以下オレンジ）のエッセンシャルオイルにも温めるエネルギーがあり、Warm oil（ウォームオイル）と呼んでいます。一般に柑橘系のエッセンシャルオイルは冷やす作用を持っているので、オレンジはちょっと特別です。

実はセラピストになりたての頃、このオレンジで大失敗をしたことがあるのです。定期的にトリートメントを受けにいらっしゃる20代の女性。胃が弱くて冷え性。細やかな性格で、ストレスを溜め込みやすい方でした。冬に初めていらしたとき、その方がとても気に入ったのがオレンジの香り。健胃作用や加温作用があり、気持ちも楽観的にするので、この方にぴったりだと思って、その後の施術でも毎回オレンジを使っていました。

季節が冬から春、春から夏へと変わった頃、またその方から予約が入ったのです。「春から急に仕事が忙しくなってトリートメントを受けに来られなくて。今は職場のエアコンで冷えがつらいんです」と。

本来は、そこで一からエッセンシャルオイルを選ばなくてはならないのですが、私は思い込みで「トリートメントはいつものオレンジでいいですよね？」。その方も「はい、オレンジで！」と、ご本人に香りを試していただかないまま、オレンジを入れたトリートメントオイルを作ってしまったのです。

夕日が差し込む部屋で、暑さを感じましたが身体が冷えないようにエアコンを切りました。そして間接照明もオレンジの色調、施術に使ったソファベッドもオレンジ色と、オレンジ一色！という環境。そんな中でトリートメントを始めて15分ほど経った頃、その方が突然ガバッと身体を起こして「すみません、ちょっとやめてもらえますか？」と遮られたのです。そんなことは、もちろん初めてです。

あわてて「私、何かしてしまいましたか？」と伺うと、「今日の香りと、オレンジの照明が熱くて……オイルと照明を変えてもらえますか？」と。確かに、背中には汗が吹き出ています。「はい、すぐに変えますね！」と返事をしつつも、「照明で何が変わるのだろう？」と疑問を感じながら、白っぽい色調のものに変えてみました。

するとその瞬間、確かに部屋の温度がスッと下がるのを感じたのです。同時に、うつ伏せで寝ていたその方が「これなら大丈夫です」とおっしゃって、さらに驚きました。照明を肌で感じていたのです。さらにオイルも冷やす作用があるレモンやペパーミントを入れて作り直したところ、とても気に入ってくださり、トリートメントを再開したらすぐに熟睡されました。人間の肌が感覚器であることを実感する、貴重な体験となりました。この経験から、**エッセンシャルオイルを選ぶ際は、毎回必ず試香していただくこと、選ぶ際はその日の気温や時間帯なども考慮することなどを学んだのです。**

肌は私たちが思っている以上に感受性豊かです。さらにトリートメントで肌の感覚を高めていくことができます。ただ、忘れてはならないのが、そこに触れるセラピストの手からは、体調や精神状態がすべて伝わっているんです。セラピストは、心身共に常に良いコンディションでいることを心がけたいですね。

オレンジ色は、第二チャクラに対応しています。1＋1＝2。つまり一人と一人が繋がって、何かを生み出すパートナーシップがテーマのチャクラです。

一人でいるときは「個性」は存在しませんし、感情も動きません。誰かといることで、価値観や考え方の違いを認識し、「私」という個性が生まれ、誰かといるからこそ喜びや怒りといった感情を味わうことができるのです。**オレンジの香りは、人と積極的に関わっていく中で「人生を楽しみ、豊かなものにしよう！」というワクワクした気持ちにさせてくれます。**職場やイベントなど人が集まる場所で使うと、温かい香りでコミュニケーションが取りやすくなります。
カラーセラピーでいうと、オレンジ色のメッセージは「ＪＯＹ」。「楽しむことに理由なんていらない。気楽にいろんなことを楽しもうよ」という楽観性と繋がる色です。オレンジの香りもまさに同じメッセージを持っています。
五行でいうと「木」の質。自分らしさを確立するために、いろいろな学びや体験をしたい！というフレッシュなエネルギーを感じます。

【Information】

皮膚刺激があるので、１％濃度以下で使用しましょう。アロマバスで使うと炎症を起こすことがありますので専用の乳化剤を使うなど、十分に気をつけてください。

【身体作用】

温めるという性質から、ストレスが原因の緊張性の冷えに。胃腸や自律神経の不調、代謝不良によるむくみなどを感じる方は、定期的なトリートメントで使用してみてください。

【皮膚作用】

正しく希釈すればスキンケアに有効です。特に、ニキビ跡が目立ついわゆる「オレンジスキン」のケアに。フェイスマッサージで肌のキメを整えます。

【心理作用】

のびのびと自分の思うようにしたいのに、周りから反対されたり、思い通りにいかずイライラしてしまう。そんなフラストレーションを発散させてくれます。そしてシンプルで明るい香りが、物事を肯定的に受け止めさせてくれます。トラブルやアクシデントにあったとき、「なんでこうなるの!?　最悪!」と捉えるか、「こういうこともあるよね。次は気をつけよう」と捉えるか。オレンジは後者の気持ちに導きます。

すべての意味は捉え方次第——人生哲学のようですが、オレンジは考え方や現実の捉え方をシンプルかつ楽観的にさせてくれるので、「上手に生きることを教えてくれる香り」と呼んでいます。つい物事を難しく考えがちな人に使っていただきたい香りです。

○心・身体・スピリット・感情のすべてを温めてくれるWarm oil（ウォーム・オイル）。
○メッセージは「JOY」。楽しむ気持ちを大切にしたいときに。
○物事をシンプルかつ楽観的に捉えさせてくれる、上手に生きることを教えてくれる香り。

〈B：イメージングのシェア〉

生徒A

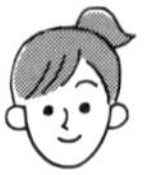

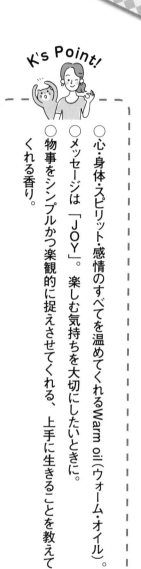

嗅いだ瞬間、薄いピンク色の風が吹いてくるようでした。「自分がやるべきことをしっかりやる。それが今やるべきこと」というメッセージがありました。

生徒B

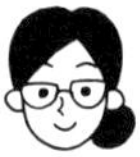

冬のように何もかも動きを止めてしまうような、モノクロの世界が広がっていく感じがしました。ずっと嗅いでいると、頭の奥がズキズキしてきそうな香りでした。

生徒C

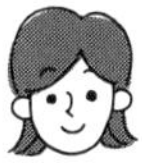

真面目すぎて融通がきかない、頑なな心の女性に怒られていて、自分はずっと謝っているような感じ。でも、もう少し嗅いでみたいと、気になる香りでもありました。

K

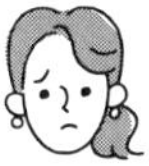

意志を持った強い女性のイメージで、本当の優しさを知っているからこそ厳しくなれる、と。でも、「こうあるべき」と、一つの価値観を押しつけられている感じもしました。

本当にやるべきことの「自信」や「決意」を強力にサポート
Bの香り…【ネロリ】

ビターオレンジの花から抽出されるネロリは、スピリットを高揚させる華やかさが魅力の香りです。いわゆる「天使の輪」に位置する第八チャクラの香り。ここが活性している人は、天からの使命のために、個人の意識を超えてエネルギッシュに社会に貢献すると言われます。看護師さんや介護士さんなど、人を助ける仕事をする方の多くはこの香りがお好きです。

以前は「ネロリは繊細で誰からも好かれる香り」と言われていましたが、時代の変化のせいか、今は好き嫌いがハッキリ分かれます。苦手な方は、香りが強すぎて頭がズキズキするとおっしゃいます。もしかしたら、自分の使命に無関心な人や気づきたくない人は、意識にブロックをしていてネロリの香りを拒否するのかもしれません。

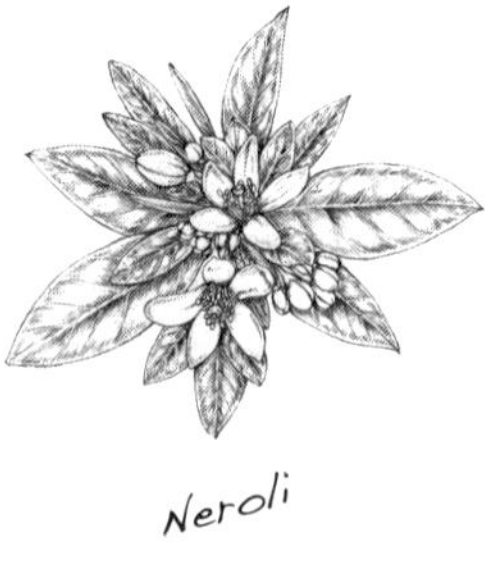

ネロリといえば、ダイアナ元英皇太子妃が愛した香りとしても有名です。毎朝の洗顔で、

ネロリを数滴入れた冷水でお顔を160回パッティングしていらっしゃったとか……ただ、ネロリの香りがお好きだったのは、美容のためだけではなかったと思います。ネロリは、繊細な心に優しく寄り添い、外部の雑音を遮断し、自分の使命、本当にやるべきことを遂行する自信や決意をサポートする香りです。非常に強力なエネルギーを持っているので、伝統的な英国王室に新しい風を吹き込んだダイアナ元妃の支えになっていたのでしょう。

一見、豊かさのすべてを与えられたように見えたダイアナ元妃。でも彼女は、幼い頃から一番大切な「愛」を与えられませんでした。嫁いだ後も、王室の人間関係やマスメディアの報道に深く傷つきながら過ごします。そんな中、自然と導かれた慈善活動の道。第八チャクラの活性と繋がりがあるように感じます。

もうひとつ、ネロリは「そっとしておいて」という心情にぴったりな香りでもあります。ご家族やパートナーなど身近な方が突然亡くなってしまった時、「誰でもいいからそばにいて」と孤独感に押し潰されそうな方には、抱擁のエネルギーに溢れるローズの香りが支えとなります。**一方、「この悲しみは誰にもわかるはずがない。一人にしておいてほしい」という方には、ネロリの香りが助けになるのです。**セッションでも「人間関係に疲れている」「一人でじっくり考えたい」という方は、ネロリの香りを選ぶ方が多いです。

五行では、本当の自分の使命を表現するエネルギー、「火」の質を持っています。特に純粋な香りですから、自分の内側の神聖な部分を表現したいときにおすすめです。

【Ｉｎｆｏｒｍａｔｉｏｎ】

禁忌は特にありません。一般に花のエッセンシャルオイルは妊娠期の使用は禁忌とされますが、ネロリは妊娠期でも使うことができます。ただし、必ず適切な濃度に希釈して下さい。

【身体作用】

「情緒を落ち着けてくれる香り」。交感神経の鎮静作用があり、ストレスによる緊張性のトラブルに万能です。また、自律神経失調症や、ＰＭＳや、更年期の不安定な情緒にも有効です。

【皮膚作用】

新しい皮膚細胞の成長を助け、肌の弾力性を高める作用があり、老化肌のケアにとても人気があります。キャリアオイルに1％濃度以下に希釈して用いると、妊娠線の予防にも役立ちます。

【心理作用】

身体作用よりも情緒面に深く働きかける香り。ナーバスな気持ちに対して安らぎを与えてくれます。繊細なエネルギーを持っているので、感受性が豊かで周りの感情を受け取りやすいために、自分のエネルギーを消耗してしまう人を守ってくれる香りでもあります。

セラピストで、施術後にどっと疲れが出るという方がいらっしゃいます。その理由は、クライエントのエネルギーの影響を受けているか、クライエントに入り込みすぎて、自分のエネルギーを注いでしまっていることが考えられます。そうした場合はエネルギーの保護として、トリートメントの前に自分自身にネロリの香りを使ってみてくださいね。

K's Point!

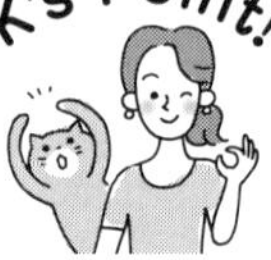

○スピリットが高揚する香り。自分が本当にやりたいことを遂行する自信や意識を高める。
○繊細になっている心に、深い安らぎをもたらしてくれる。
○花のエッセンシャルオイルでも、妊娠期に使える安全性の高さが人気。

〈C：イメージングのシェア〉

生徒A

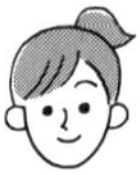

フローラル系の香りだけれど、嗅いだ後がグリーン系でとてもスッキリ。ピンクの靄の中にエメラルドグリーンのうすい光が入り交じっているようなイメージでした。

生徒B

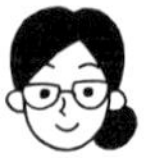

背筋がシャンとして、自分の中に一つの芯が通る感じ。とてもリラックスできて、こういう状態で物事に取り組んでいけば、どんなことも成功す

る気がしました。

生徒C

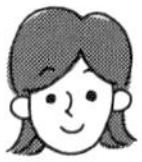

今までに嗅いだことのない香りでした。何かを成し遂げたいとき、「心が決まればそこに言葉はいらないよ」と言われている感じがしました。

K

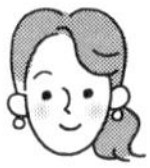

広い平野にたたずみ、見渡す限り草原が広がっているイメージ。「目の前の出来事は、すべて平等であり対等。本当の自分らしさを大切に」というメッセージが浮かびました。

ハートを開いて素直な気持ちにさせてくれる香り

Cの香り…【プチグレイン】

ビターオレンジの葉のエッセンシャルオイル。ハッキリとしたグリーンの香りですが、実は成分組成がラベンダーと非常に似ています。男性でラベンダーの香りが苦手という方に、ラベンダーの代わりにプチグレインを試していただくと、「これなら大丈夫」という場合もあります。ビターな香りで、男性好みなのかもしれません。ただ、香りが強いので、他のエッセンシャルオイルとブレンドする際は、「ほんの少量」を意識してください。かすかに香るくらいが、プチグレインの魅力が引き出されます。

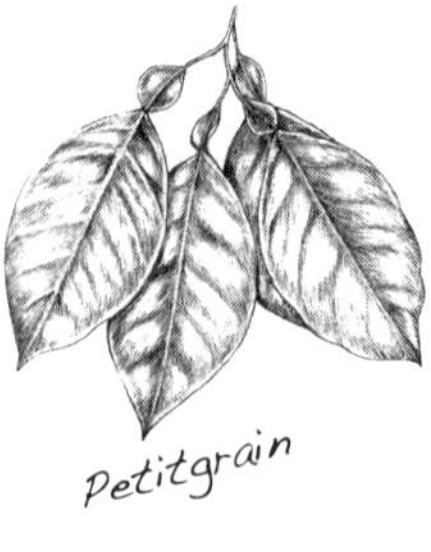

キーワードは「ハートに従う」。ハートを開いて素直な気持ちにさせてくれる香りです。たとえば、本当はAを選択したいのだけれど、世間体を考えるとBの方が無難かな……という場合、**プチグレインは「自分のハートがAというのだから、素直にそちらを選択しようよ！」とハートにエネルギーを注いでくれるのです。**

葉の色のグリーンからもわかる通り、第4チャクラ（＝ハートチャクラ）に響きます。つまりすべてのチャクラの中で、ハートチャクラが最もパワフルな力を持つといわれます。つまり、**人間に一番大切なのは愛の感覚と、ハートからの選択**だということ。それによって、自分の内側に、そして外の世界との関わりの中に調和が生まれるのです。

葉はツルッと光沢があり、しっかりした広い形です。このことから繊毛がたくさんで柔らかい葉とは、真逆の性質を持つことが分かります。繊毛は外界に対してのアンテナの役割。それがないプチグレインの香りは、「私は私」という強さを与えてくれます。自分の価値観より、他の価値観を優先させてしまうという人に、ぜひ使っていただきたい香りです。

「この香りが強すぎて……」という方は、ブレンディングのときに、ニュアンサー程度で本当に少しだけ加えてみてください。何ともいえない繊細さと爽やかさを演出してくれるので、この香りが大好きになるかもしれません。

五行では、古い意識を手放して、新しいステージへと進む時のエネルギー、「金」の質を持っています。

【Information】

禁忌は特にありませんが、香りが強いため、使用する際は十分に希釈してください。

【身体作用】

成分の組成がラベンダーに似ていて「バランサー」として優れた効果を発揮します。特に副交感神経に働きかけるので、心身が緊張している人におすすめ。アロマバスや芳香で。柑橘系のエッセンシャルオイルとブレンドすると一層爽やかな香りになります。

【皮膚作用】

皮脂バランスを整える作用があります。脂性肌・ニキビ・頭皮の脂っぽさなどが気になる方に。殺菌作用も優れていてデオドラント作用もあるので、ボディシャンプーやボディローションに入れても。男性のスキンケアに使いやすいエッセンシャルオイルです。

【心理作用】

世間からの評価や人にどう思われるかが気になって、心を萎縮させてしまっている人におすすめです。プチグレインの香りはハートを緩ませ「自分らしくいていいんだ」という気持ちにさせてくれます。

葉の色のグリーンは、カラーセラピーで「本当の自分」「真実の探求」を意味します。

魂の成長がテーマとなる色なので、プチグレインの香りも自分の奥深くにある、大切な部分と向き合わせてくれます。

周りの価値観ではなく、自分のハートに真の答えがあるということを教えてくれる香り。「本当のところ、自分はどうしたいのだろう?」と、内側の声に耳を傾けたいときに、プチグレインはとても助けになります。自分の鏡となる香りでもあるラベンダーとブレンドして使ってもいいですね。

損得を考えて頭で選択するより、ハートが「こっち!」とワクワクする方を選ぶことで、最終的には幸せな道に進めます。ぜひプチグレインを活用し、ハートの声に従った選択をしていってください。

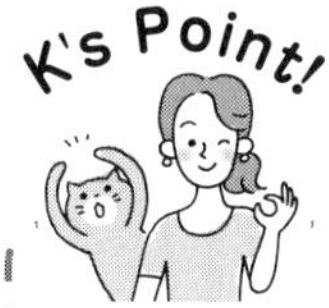

○メッセージは「ハートに従う」。頭ではなくハートが喜ぶ方を選択したいときに。
○ラベンダーに成分の組成が似ているので、ラベンダーの代わりとしても。
○香りが強いので、使うときはほんの少量で。

Column2
チャクラを知る

チャクラについて

「チャクラ」とは、サンスクリット語（古代インドの梵語）で、「車輪、円」という意味を持ち、さらに「回転する」というニュアンスを含んでいます。

チャクラは全身に存在しますが、ここでは身体の中心部にある主要な7つのチャクラポイントに注目します。

現代科学において体内の7つのチャクラポイントは、ホルモンを生成する内分泌腺と重なっていることが明らかになっています。エッセンシャルオイルは「植物ホルモン」と言われ、私たちのホルモン分泌を活性することが分かっていますから、アロマセラピーがチャクラに影響を与えるという考えは、科学的にも合点がいきます。

ここでは、主に意識の動きやスピリットの成長とチャクラの関係性をみていきましょう。

★第1チャクラ（ベースチャクラ／基底のチャクラ）

テーマ：グラウンディング／豊かさ／生きることに対する深い安心感／肉体への意識

（シダーウッド・アトラス、ジンジャー、パチュリ）

現実世界を生きる基盤となる、パワフルなチャクラです。

「人生とはさまざまな体験の場。人生の主役は私。どんなことが起きても、それは私が成長するためのチャンス」という強さを持って、自分の人生を自分の足でしっかり歩む現実力と関わります。

また、人一倍頑張らないと存在を認めてもらえないのでは、という不安を抱いている人は、第一チャクラを活性させることで「必要以上に頑張らなくても、私は一人の人間として十分に価値のある存在だ」という深い安心感を育むことができます。

肉体にエネルギーを与えているので、第1チャクラが弱ると免疫力の低下など体に影響が出ます。

★第2チャクラ（セイクラルチャクラ／仙骨のチャクラ）

テーマ：パートナーシップ／男性性と女性性のバランス／創造性と歓び／感情のコントロール

（オレンジ・スイート、ジャスミン）

グラウンディングできると、1対1の人間関係から「自分と他人の考え方や価値観は違う」ということを理解します。第2チャクラのテーマは、自他尊重と「自分らしさ」への目覚めです。また、感情にも関わるチャクラで、人間関係で大きなショックを受けると第2チャクラが滞り、理性や理論で物事を捉えるようになっていきます。すべての動機や選択に理由付けが必要な人は、第2チャクラを活性させることで、「人生は、楽しむものなんだ」という歓びの感覚を取り戻すことができます。

生殖器にエネルギーを供給していることから、生殖にも影響を与えます。1人と1人のエネルギーが融け合うことで新しい生命が創り出される「創造」のエネルギーにも関わるチャクラです。

★第3チャクラ（ソーラープレクサスチャクラ／太陽神経叢のチャクラ）

テーマ：「個」の強化／自尊心／人生に責任を持つ／社会の中の自分
（イランイラン、グレーフルーツ、ジュニパー、ブラックペッパー、レモン）

人と自分は違うという気づきから、「〝私〟とは、一体どういう人間なのだろう？」と、自分の個性の探求が始まります。第3チャクラは、才能や可能性を自分自身で認めて、それを外へ向けて表現していく「自尊心」と「個の確立」に関わります。さまざまな学びや体験を通して、自分の内側に生まれる自信や幸せの感覚に気づくことがテーマです。

自分の内側の感覚を大切にしないで、世間の評価ばかりを追い求めてしまうと、恐れの感情が膨らんでバランスを失っていきます。社会的な評価や地位、肩書きに価値があるという思いを手放せない人は、第3チャクラを活性させることで本当の自分の幸せと向き合うことができます。

★第4チャクラ（ハートチャクラ／心臓のチャクラ）

テーマ：あるがままの自分を受け入れる／ハートを開く／調和／無条件の愛

（ゼラニウム、プチグレイン、ベルガモット、マージョラム、ローズ・オットー）

第4チャクラは最も強力なパワーを持つと言われ、人間の成長に大切な「愛」と関わります。

「個」を確立した自分の、ありのままの姿を受け入れてみる。人と比べない。自分をジャッジしない。自分の好きな面だけでなく、認めたくないところ、受け入れたくない部分も見つめて、日々湧き起こる感情も、すべてそのまま感じてみる。その「受容」が、自分を愛することに繋がります。そして自分の内側の愛が外側に広がっていき、他人への共感や愛といった「調和」を生み出します。

理想の自分を演じ、常に「いい人」でいたいという気持ちはハートを閉ざし、人と心を交わすことから距離を置くようになってしまいます。第4チャクラを活性させると、ハートを開いて、ありのままの自分で居られる安らぎを取り戻すことができます。

★第5チャクラ（スロートチャクラ／喉のチャクラ）

テーマ：自分に誠実になる／正直な意志を語る／自由／コミュニケーション（ティートゥリー、ユーカリプタス）

あるがままの自分（＝真実の自分）への信頼がテーマのチャクラです。

第1～4チャクラは、生きる上での本能や感情、第6、7チャクラは精神性や人生のヴィジョンを司ります。それをつなぐ第5チャクラは、自分という存在をよりスピリチュアルな生き方へ導くステップのような役割があります。

「世界にたった1人しかいない私。だからこそ、自分に誠実に生きることに意味がある。他人の真似事でなく、自分の内側から生まれるエネルギーで自由に人生を創り上げていこう」というクリエイティヴィティ（創造性）に関わります。

自分の正直な意志を語ることで、第5チャクラは活性します。逆に、自分の本当の意志とは違う発言や行動をしていると、喉の詰まりや咳などの違和感が表れます。

★第6チャクラ（サードアイチャクラ／ブロウチャクラ）

テーマ：二元性を超えた視点／インスピレーションと気づき／体験していることへの深い理解／自分の人生への信頼感

（ペパーミント、ローズマリー、ヤロウ）

自分を深く信頼した上での直感力と結びつくチャクラです。

「第三の目」は2つの目の上に位置し、「二極を超えた視点」を意味します。この世界の二元性、善と悪というジャッジに縛られることなく、目の前で起きている出来事が、自分にとって何を意味するのか？　事の表面に囚われずに、その奥にある真意や本質を見通す力が宿っています。

第6チャクラが活性していると、日々経験することの一つひとつに人生のレッスンがあることを理解します。人生における学びを得るための課題を避けたり、それに気付かなかったりすると、いつまでもその課題は形を変えて現れます。いつも同じテーマで行き詰まる、という人は第6チャクラを活性すると、自分を省みる力が高まります。

★第7チャクラ（クラウンチャクラ／頭頂のチャクラ）

テーマ：すべてと繋がる一体感／「今」という瞬間に生きる／変容／感謝

（サンダルウッド、フランキンセンス、ラベンダー）

「私たち一人ひとりは全体の一部であり、すべてのものが繋がっている」という全体性へと繋がるチャクラです。今まで出会った人、現在関わっている人、経験してきたことなどは、すべて自分を成長させるためのギフトであり、同じように自分が関わった人全てが、自分を通して成長している。私たちは、全体の中の個としてみんなが繋がって生きているのです。第7チャクラが活性されると、日々の暮らしの中でスピリチュアルな気づきの瞬間をキャッチすることができます。それは、地に足を付けて、心を開いて、五感を研ぎ澄ませて「今」という現実の中にしっかり意識を開いている、ということ。グラウンディングすればするほど、スピリチュアリティが高まる、ということです。

そして、私たち一人ひとりの意識や行動が、全体に影響を与えています。だからこそ、「私」という唯一無二の存在が、本当に望む生き方をすることが、全体への豊かさへと繋がっていくのです

★第8チャクラ（ソウルスター／頭上のチャクラ）

テーマ：魂の目的／高次元とのつながり／宇宙の叡智／人類の使命

（ネロリ、アンジェリカ、ローズウッド）

頭上20センチくらいのところにあり、肉体という個の領域から飛び出した、社会全体とつながるチャクラです。目の前で起きる出来事は、同時に自分の内側でも起きていること、「全ては自分自身を映し出す鏡」という気づき、そして自分を社会の中でどう活かすか？がテーマとなります。活性されると、自分自身の行動が、常に社会につながり影響していくことを理解し、いつも自分に心地よい選択、正直な行動を心がけるようになります。そしてそれが「自分らしく生きること」の体現となるのです。

との関係】

橘系はイエローやオレンジ、など
を知ることが出来ます。

第7チャクラ（クラウン）
頭部・頭頂／ヴァイオレット

【身体】頭頂／大脳皮質／頭蓋骨の上部／皮膚
【不調和】強迫観念／無気力／過度な思考／非現実的
【テーマ】すべてと繋がっている一体感／「今」に生きる

第5チャクラ（スロート）
喉・首／ターコイズブルー〜ブルー

【身体】甲状腺／喉／気管／食道／首／口の中／耳
【不調和】愚痴／悪口／言いたいことが言えない／自分に嘘をつく
【テーマ】自分に誠実になる／言葉でのコミュニケーション

第3チャクラ（ソーラープレクサス）
みぞおち／イエロー

【身体】膵臓／消化器
【不調和】自信がない／心配／無責任／地位や肩書に囚われる
【テーマ】個の強化／自分の才能や可能性を見出す

第1チャクラ（ベース）
脊柱の基底／レッド

【身体】副腎／骨格／下半身／直腸／免疫系／血液／腎臓
【不調和】怒り／不安／恐れ／現実逃避／物質への固執
【テーマ】グラウンディング／生きることへの安心感

【植物の色とチャクラカラー

ラベンダーの花はヴァイオレット、ローズマリーの花はブルー、葉はグリーン、柑
エッセンシャルオイルの元の植物の色から、どのチャクラと結びついているのか

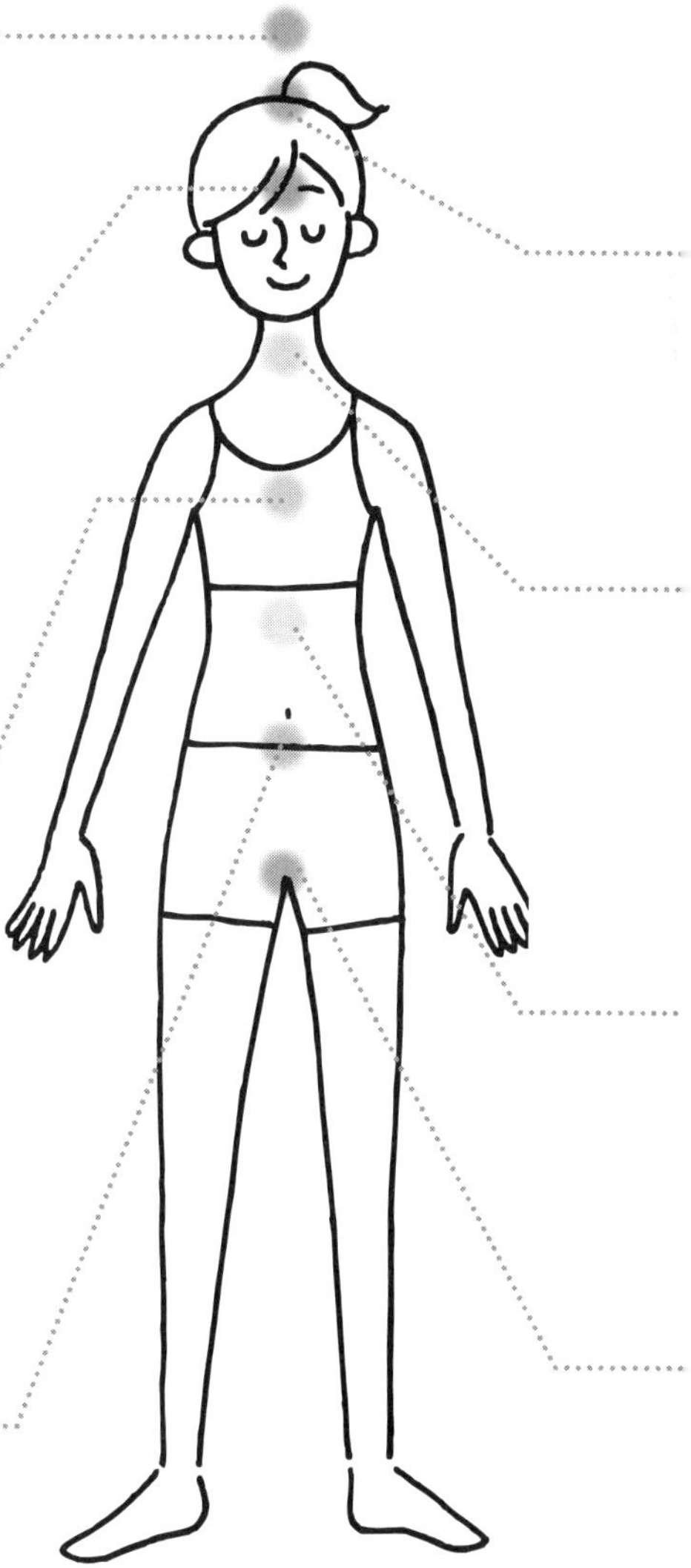

第8チャクラ（ソウルスター）

頭上／マジェンタ

【身体】頭上20cmくらい／個人を超えた意識
【不調和】エゴに囚われる／すべてを善悪でジャッジする
【テーマ】魂の目的を理解する／二極の統合

第6チャクラ（サード・アイ）

眉間／インディゴブルー

【身体】脳／神経系／感覚器／松果体
【不調和】混乱／考えすぎ／落ち込み先が見えない
【テーマ】インスピレーションと気づき体験への理解

第4チャクラ（ハート）

胸の中心／グリーン・ピンク

【身体】胸腺／心臓／胸郭／循環器
【不調和】嫉妬／自己否定／許せない
【テーマ】ハートを開く／あるがままの自分を受け容れる

第2チャクラ（セイクラル）

丹田・生殖器／オレンジ

【身体】生殖器／大腸／骨盤／脊椎下部盲腸／膀胱／
【不調和】感情のブロック／理論的／不安定な性欲／依存
【テーマ】パートナーシップ／創造性／セクシュアリティ

Chapter 3

アロマセラピーの基本の確認

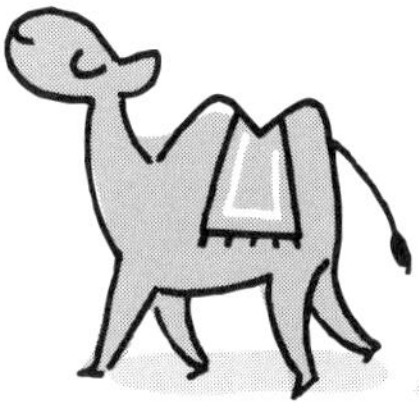

･･･ エッセンシャルオイルの楽しみ方･･･

私たちの、心・身体・スピリット・感情に素晴らしい恵みを与えてくれるエッセンシャルオイル。積極的に毎日の生活に取り入れてみましょう。アロマセラピーを安全に楽しむための、基本事項をお伝えします。エッセンシャルオイルは、必ず安全な濃度に希釈してから使用しましょう。

目的	使用するクラフト	濃度
フェイシャルケア	化粧水、クリーム、マッサージオイル、リップクリームなど	1％以下
ヘアケア	シャンプー、コンディショナー	1％以下
オイルマッサージ	ボディ用オイル、頭皮用オイル	2%以下
クレイケア	パック、歯磨きペーストなど	0.5%以下
アロマバス	バスソルト、バスオイル、クレイバス、専用の乳化剤など	1回の入浴で5～6滴
芳香	ルームスプレー、ディフューザーでの拡散など	6畳の部屋に5～6滴
フレグランス	香水（オーデコロン、オーデトワレ、オードパルファムなど）	3～25%程度

※その他の使い方については、アロマセラピストにご相談ください。

●同じエッセンシャルオイルを長期間使い続けないこと。2週間使用したら1週間休む、という風にインターバルを設けましょう。

●香りの好みは体調やホルモンバランス、精神状態で変化します。苦手と感じる香りを無理に使い続けることはやめてください。心地よいと感じる香りを使うのが、アロマセラピーの基本です。

●エッセンシャルオイルを肌に使用する際は、事前にスキンテストを行いましょう。

●万が一、肌の炎症などの異常が起きた場合は、使用を中止して医師の診察を受けてください。

●妊娠中の方は、使用を控えた方がよい時期や使用できるエッセンシャルオイルの種類を確認してください。

●乳幼児、高齢者、既往症のある方への使用は、事前に専門家に相談してください。また、安全性の高いエッセンシャルオイルを厳選して使用しましょう。

･･･ スキンテストの方法 ･･･

小さじ1杯（5ml）の水か、キャリアオイルにエッセンシャルオイルを1滴入れる（1％濃度に希釈）。よく混ぜ、上腕内側など皮膚の薄いところに塗り、30分ほど様子をみる（アレルギー体質や敏感肌の方は上に絆創膏を貼り、24時間ほど様子をみる）。万が一、発疹や痒みが出た場合、そのエッセンシャルオイルは肌に使用しないこと。

〈エッセンシャルオイルの扱い方〉

●確かな品質のものを購入しましょう。信頼できる専門店での購入をおすすめします。
●エッセンシャルオイルは引火性です。火気の近くでの使用は十分に注意してください。
●光毒性の成分が含まれているエッセンシャルオイルは、日中の肌への使用は十分に注意してください。
●アロマセラピーとして肌にエッセンシャルオイルを使用する場合は、開封後1年以内（柑橘系は半年以内）を目安に使い切りましょう。ただし、芳香を楽しみたい場合は、経年により香りに深みが増すものもあります。詳しくは文献等を参考にしてください。

〈保管上の注意〉

●お子様やペットの手の届かない所に保管してください。

●酸化や揮発を防ぐため、使用後はすぐにキャップを閉めてください。

●瓶の外側にエッセンシャルオイルが付着した場合は、すぐに拭き取ってください。

●直射日光、高温、温度変化の激しい場所を避けて、冷暗所で保管してください。一般に、エッセンシャルオイルの保管に適した温度は１５℃前後とされています。

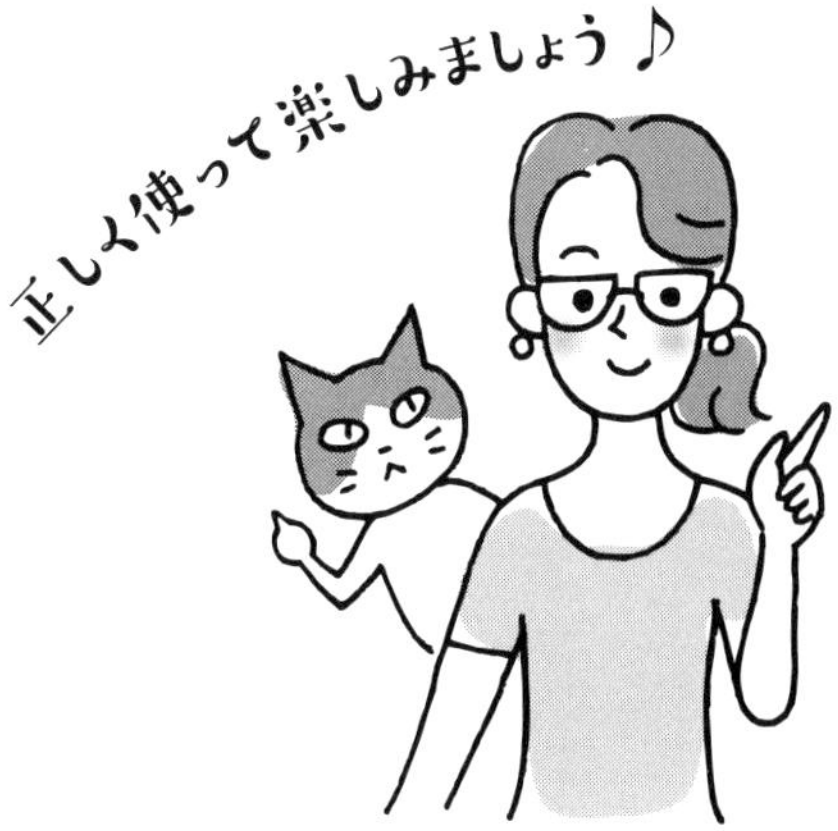

おわりに

これからアロマセラピーを学ぶ方にお伝えしたいことがあります。

それは、「アロマセラピーを学んだからといって、必ずしもアロマセラピストになる必要はありません」ということです。

今まで、この言葉にホッとしたという方がたくさんいらっしゃいました。アロマセラピーを勉強したから、アロマに携わる仕事に進もうと思うのは自然なことです。

でも、私たちは香りの前では嘘をつくことができないのです。スキ！と感じる香りには自然と心がワクワクするし、不快に感じた香りは胸いっぱい吸い込めない。日々香りと向き合うほど、〝自分にとってこれは必要〟〝これは必要じゃない〟という感覚が研ぎ澄まされて、自分に本当に必要なものが分かるようになります。そのとき初めて本当の幸せが見えてくるのです。

それはもしかしたらいろいろな国を旅することかもしれないし、今の仕事を投げ出さないことかもしれませんね。人生の選択肢は無限にあるのですから、必ずしもアロマセラピストになるのがベストとは言えないのです。

だから、アロマセラピー＝仕事、と決めつけず、まずは自分を知るために、そして本当の幸せに気づくために学んでください。エッセンシャルオイルの力を借りて、芽吹くのを待っている可能性に光を当てて目覚めさせましょう。たった1度の人生ですから、自分が本当に幸せと感じられる生き方を選びたいですね。

〝Awakening Aromatherapy〟は、「こうやったら、こうなる」という決まった方程式はなく、一人ひとりに必要な変容や癒しをもたらすものです。言葉で説明することが難しいこのメソッドを、今回書籍にまとめていただけたことが何よりの奇跡だと思っています。

本書の刊行にあたりまして、講義の全てを原稿にまとめてくださった岡田光津子さん、繊細で美しいハーブを描いてくださった竹田久美子さん、そしてＢＡＢジャパン代表取締役の東口敏郎様、読者の方にわかりやすく、読みやすい内容にとユニークなアイディアで編集を担当してくださった佐藤友香さん、その他ご協力頂いたスタッフの皆様、厚く御礼申し上げます。支えてくれた家族のみんな（ネコたち）もありがとう。

そして、共にアロマセラピーの学びを深めてくださった受講生のみなさん、この本を手にとってくださった全ての方々へ、心からの感謝を捧げます。

※最後に、今回は私のサポート役としてネコが登場していますが、ネコの肝機能は人間や犬と違うので、ネコにエッセンシャルオイルは使用しないでくださいね♥

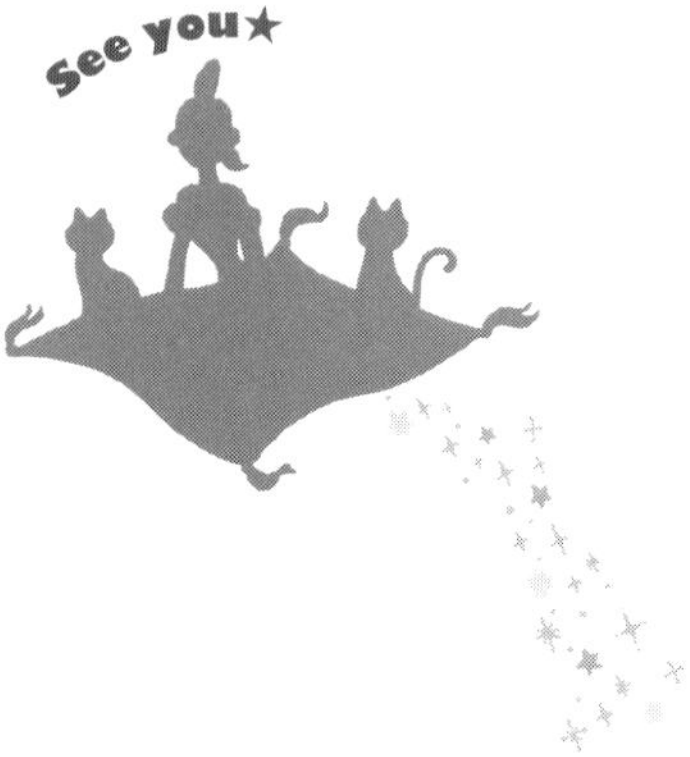

２０１６年2月

小林ケイ

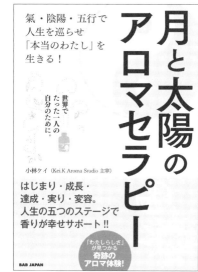

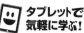

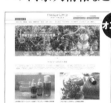

アロマからのメッセージで自分を知り、
個性や才能が目覚める!

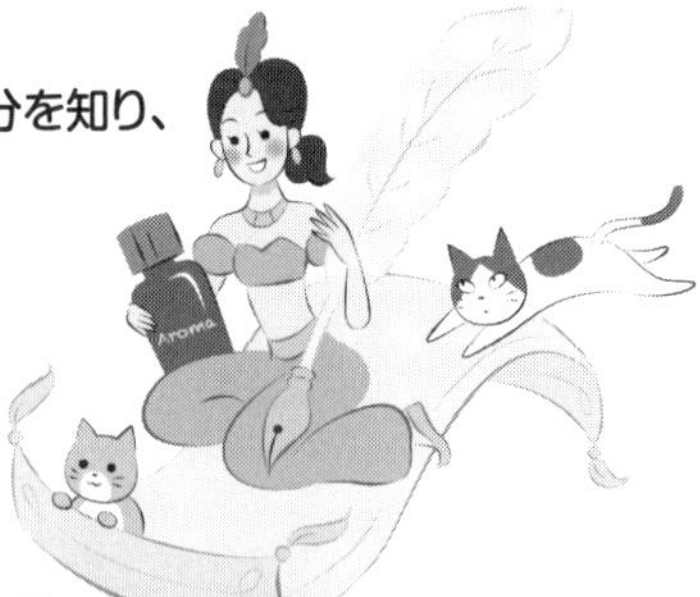

人生を変える!!

奇跡のアロマ教室

Awakening Aromatherapy

2016年 2 月 29日　初版第1刷発行
2023年 5 月 25日　第6刷発行

著　者　小林ケイ

発行者　東口 敏郎
発行所　株式会社ＢＡＢジャパン
〒 151-0073 東京都渋谷区笹塚 1-30-11 4F・5F
TEL　03-3469-0135　FAX　03-3469-0162
URL　http://www.bab.co.jp/　E-mail　shop@bab.co.jp
郵便振替 00140-7-116767
印刷・製本　株式会社 暁印刷

 ISBN978-4-86220-958-0 C2077

■ Writer／「cosmic flow」岡田光津子
■ Cover Design& DTP Design／大口裕子
■ Illustration／竹田久美子、佐藤末摘